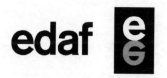

edaf

MADRID - MÉXICO - BUENOS AIRES - SAN JUAN - SANTIAGO

edaf

MADRID - MÉXICO - BUENOS AIRES - SAN JUAN - SANTIAGO - MIAMI

JOSEPH CORVO y LILIAN VERNER-BONDS

REFLEXOLOGÍA Y CROMOTERAPIA

Una forma de curación para mejorar su vida

«PLUS VITAE»

Título del original:
THE HEALING POWER OF COLOUR ZONE THERAPY
AND HOW IT CAN HELP YOU

Traducción de: Pepa Linares

Diseño de cubierta: Marta Elzaurdia López

© 1997. By Joseph Corvo y Lilian Verner-Bonds
© 1998. De la traducción, Editorial EDAF, S. L. U.
© Editorial EDAF, S. A. Jorge Juan, 68. 28009 Madrid, España.
   Para la edición en español por acuerdo con PIATKUS BOOKS, Ltd. London (U.K.)

   Editorial Edaf, S.L.U.
   Jorge Juan, 68. 28009 Madrid, España
   http://www.edaf.net
   edaf@edaf.net

   Algaba Ediciones, S.A. de C.V.
   Calle 21, Poniente 3323, Colonia Belisario Domínguez (entre la 33 Sur y la 35 Sur)
   Puebla 72180, México
   edafmexicoclien@yahoo.com.mex

   Edaf del Plata, S. A.
   Chile, 2222
   1227 Buenos Aires (Argentina)
   edafdelplata@edaf.net

   Edaf Chile, S.A.
   Coyuntura 2270, oficina 914, Providencia
   Santiago de Chile, Chile
   edafchile@edaf.net

   Edaf Antillas, Inc.
   Av. J. T. Pinero, 1594 — Caparra Terrace
   San Juan, Puerto Rico (00921-1413)
   edafantillas@edaf.net

Marzo, 2014

ISBN.: 978-84-414-3398-4
Depósito legal: M. 5.401-2014

PRINTED IN SPAIN   IMPRESO EN ESPAÑA

IMPRESO POR COFÁS

Índice

*Dos hombres miraban
entre las rejas de su prisión.
Uno veía barro;
el otro estrellas.*

*Este libro está dedicado a los que buscan una definición
de lo negativo y lo positivo*

Junto con las recomendaciones que se dan en este libro, deben seguirse siempre las instrucciones del médico cuando se trate de un problema grave de salud.

Prefacio

BIENVENIDOS al mundo apasionante de la Terapia Zonal Cromática, un sistema tan sencillo como original, capaz de eliminar el dolor, la enfermedad y el cansancio, de ayudarle a sentirse y parecer más joven y a enfrentarse a la vida lleno de energía y vitalidad. En otras palabras, a inaugurar una nueva etapa vital de conquista y conservación del bienestar.

Cúrese usted mismo

Con el método de la Terapia Zonal Cromática podrá curarse usted mismo. Está al alcance de cualquiera, basta con emplear un poco de tiempo y esfuerzo para combatir la enfermedad y el dolor y conseguir un bienestar duradero. Puede aplicárselo usted mismo o aplicarlo a otra persona con toda confianza, sin más formación especializada que la lectura de este libro y el cumplimiento de todas sus instrucciones. Usted mismo, con su esfuerzo, podrá eliminar el malestar y las causas que lo provocan. Por otra parte, los métodos que aquí proponemos son compatibles con cualquier otro tratamiento que esté recibiendo ahora o haya recibido antes, de forma que no debería existir ninguna contradicción con los consejos de su médico, y, desde luego, es muy importante que no interrumpa ningún tratamiento médico convencional, porque la Terapia Zonal Cromática actuará como complemento.

El contenido de este libro

Con este libro queremos presentarnos nosotros mismos y presentar el resultado de la unión de nuestros respectivos métodos. Describimos los aspectos básicos de las dos terapias, así como la forma de combinarlas para un tratamiento integral de la persona, es decir, de su cuerpo físico, emocional y espiritual. Le enseñaremos cómo ponerlo en práctica a lo largo de varios capítulos que, en orden alfabético, abarcan las enfermedades más corrientes de nuestra época. Junto a cada enfermedad aparecen las correspondientes instrucciones y una figura indicativa que facilita la aplicación del tratamiento a uno mismo. Incluimos también un sencillo método de diez minutos diarios para conservar la salud, y un ejercicio rápido, de un minuto, para elevar el tono vital. El lector interesado en desarrollar estas prácticas con más profundidad encontrará mayor información en el capítulo 5.

La parte central de la obra está dedicada a las enfermedades, con el fin de que pueda usted extraer el libro de su bolso en cualquier momento que se sienta mal, aunque se encuentre en la oficina o en un transporte público. Bastará con que busque por orden alfabético y, al instante, gracias a las frases de afirmación, a las visualizaciones del color correspondiente y a la estimulación de los puntos vitales de presión, podrá usted tratar su malestar en cualquier momento y lugar.

La Terapia Zonal Cromática transformará su vida cotidiana y su salud física y mental mediante la utilización de las fuentes de energía que la naturaleza ha puesto a nuestra disposición. Con este libro aprenderá a usar su energía personal y a enfocarla de modo que redunde en su bien y en el de otras personas; a estimular el funcionamiento al cien por cien de las glándulas y de todo su cuerpo; y a conservar la juventud, el vigor y la energía. Sin duda, necesitará perseverancia, amor, fe y, ante todo, una gran dosis de esperanza, pero le merecerá la pena aprovechar la oportunidad que se le ofrece. Cuando la Terapia Zonal Cromática haya pasado a formar parte de su vida y descubra todas sus posibilidades, comprobará que se trata de una auténtica conquista.

Joseph Corvo

Lilian Verner Bonds

1. Introducción a la Terapia Zonal Cromática

¿Qué es la Terapia Zonal Cromática?

Esta forma de curación combina, como su propio nombre indica, dos terapias dinámicas: la Terapia Zonal y la Terapia Cromática. La primera es un tratamiento basado en la ciencia médica que consiste en estimular ciertos puntos específicos de los pies, las manos y la cara para tratar la totalidad del sistema físico corporal a través de las glándulas de secreción y los órganos internos. En este libro nos concentraremos en el tratamiento de los pies. Existe una cierta relación entre la reflexología y la Terapia Zonal, aunque la primera es solo un aspecto del tratamiento por zonas; a este propósito, analizaremos el carácter específico de la Terapia Zonal en el capítulo 2. Joseph Corvo ha logrado popularizarla con las grandes ventas de sus libros y vídeos y su participación en seminarios y programas televisivos.

El reconocimiento de la Terapia Cromática, utilizada desde el principio de los tiempos, avanza en este momento a pasos agigantados. El color se emplea como clave del proceso de evaluación de la salud de una persona, para descubrir las causas que subyacen a los trastornos y aplicar el correspondiente tratamiento. Lilian Verner-Bonds ha creado sus propios métodos en este campo a través de su práctica privada y de numerosos seminarios, y ha encontrado una forma de extender esos beneficios, más allá de la salud física, al ámbito del bienestar mental, emocional y espiritual, tal como se describe en profundidad en el capítulo 3.

Sobre los autores

JOSEPH CORVO, sanador desde su nacimiento, ha practicado la Terapia Zonal durante treinta y siete años. A los cuatro años notó que percibía cosas que los demás no podían ver, y más tarde tuvo ocasión de comprobar que, en efecto, estaba dotado de una segunda visión. Comenzó a sanar a partir de los siete años imponiendo las manos, con asombrosos resultados. A los catorce años Joseph se puso a trabajar en una mina de carbón, pero gracias a sus dotes vocales, completamente naturales, y a su talento para la música pronto dejó las galerías para emprender una carrera como cantante. Estudió ópera y formó la voz en Roma hasta convertirse en un tenor de éxito.

Al volver a Estados Unidos, conoció a Franz Heubach, discípulo del genial autor William Fitzgerald, el descubridor de la Terapia Zonal, y se convirtió en un maestro de la técnica. La fama de Joseph se ha extendido por todo el mundo, y hoy se le conoce como el «Terapeuta milagroso». Sus libros se han vendido en veintiséis países y la lista de sus clientes se parece al *Quién es quién*. Desde entonces se dedica a esta terapia, que él mismo ha definido como «el procedimiento más original de la medicina actual».

LILIAN VERNER-BONDS es una de las sanadoras más clarividentes del método cromático, conferenciante internacional, escritora y profesora. Su talento para la videncia quedó patente durante la Segunda Guerra Mundial, en los refugios de Londres, cuando contaba con solo cinco años y descubrió que podía saberlo todo de cualquier persona, cuando el ruido de las bombas imposibilitaba la comunicación oral, con solo leer sus manos. En 1984 Lilian decidió abandonar una carrera teatral y televisiva, llena de éxitos, para seguir su meta personal. Antes, una voz le había comunicado que su destino no estaba cerca de las candilejas, sino de otro tipo de iluminación: la luz suprema de la que proceden todos los colores. Comenzó entonces a formarse como consejera, experta en métodos de desarrollo personal y en las relaciones entre salud y color, y comprendió enseguida que podía sumar este nuevo conocimiento a su talento clarividente para canalizarlo a través de la Terapia Cromática. Pasó catorce años en un círculo psíquico de desarrollo y aprendió shiatsu, hasta que extrajo del color todo el poder curativo que ella denomina «gran correctivo», y estableció su consulta privada en 1984.

Con los años, desarrolló su original técnica de la «narración del color», que le permite evaluar el grado de bienestar físico, mental y emocional de un individuo concreto. El proceso revela las pautas del pasado y el presente, así como sus tendencias para el futuro, poniendo de manifiesto qué es lo que impide que la vida de esa persona no responda a sus expectativas, y permitiendo la recuperación del equilibrio a través del color. Posteriormente, Lilian desarrolló la psicología del color con el empleo de la cromoterapia o exposición física del paciente a una luz de colores correctamente elegidos para tratar sus problemas específicos de salud y bienestar. Cuenta con una numerosa clientela formada por personas muy importantes, y es también autora de un libro sobre la materia (con su correspondiente grabación) publicado en el mundo entero.

Cómo nació la terapia zonal cromática

Cuando, hace años, nos presentó un cliente entusiasta que había recibido la ayuda de los dos métodos, nos dimos cuenta de que, pese a las apariencias, existía una conexión fundamental entre nuestras terapias. Por otro lado, notamos que teníamos muchas cosas en común y nos complementábamos de un modo extraordinario. Enseguida comprendimos que nuestros dos tratamientos se complementaban también formando un todo, una aproximación mucho más completa a la conquista de la salud total. Para nosotros, este concepto es el resultado de todos los aspectos de nuestra vida y nuestro comportamiento; es mucho más que el bienestar físico, y solo podría describirse en términos de cuerpo, mente y espíritu. Con nuestro trabajo ayudamos a los pacientes a sentirse bien y a conservar ese bienestar en la totalidad de su persona. Ambos tuvimos ocasión de experimentar cómo aumentaban las posibilidades de nuestros métodos tras la mezcla que habíamos realizado casi por intuición.

Cómo funciona la combinación

La explicación del funcionamiento del vínculo entre los dos métodos podría ser como sigue. Nuestros tres «cuerpos» —el físico, el mental y el emocional— son otras tantas manifestaciones del funcionamiento de la energía electromagnética: la sustancia de la vida, las vibraciones que componen toda materia «sólida». Para que la salud sea completa, esa energía debe fluir sin impedimentos por los tres organismos.

La ciencia nos ha enseñado que el cuerpo es un campo electromagnético, recorrido constantemente por corrientes, entre las que existen diez principales que se alinean desde los dedos de los pies hasta los dedos de las manos. Las partes cubiertas por estas corrientes reciben el nombre de *zonas*, de las cuales existen cinco a cada lado del cuerpo. Todos los órganos, glándulas y elementos del sistema nervioso caen dentro de estas zonas.

La Terapia Zonal y la Terapia Cromática trabajan juntas en la corriente de energía electromagnética y se complementan en su forma de desarrollarla. La Terapia Zonal emplea el estímulo físico, mientras que el color se utiliza de una forma menos tangible, como estímulo emocional. Una experiencia de muchos años nos ha enseñado que la dificultad de la curación de todas las enfermedades y distintos tipos de malestar reside en la actitud mental y emocional subyacente. En efecto, Joseph ya había empleado el color en su trabajo de un modo informal, y yo había incorporado al mío algunas técnicas de puntos de presión tomadas del shiatsu. Ambos somos sanadores desde la infancia y a los dos nos motiva una fuerza superior que consideramos una fuente vital capaz de desarrollar la salud y aliviar el sufrimiento.

El descubrimiento nos asombró de tal modo, que inmediatamente comenzamos a aplicar el método combinado a pacientes concretos. Después de varios años de trabajo hemos desarrollado en colaboración una aproximación más rica y continuamos integrando distintos métodos, posteriormente ampliados y elaborados en este libro. La aproximación comprehensiva a la identificación y la sustitución de ciertas actitudes negativas es un elemento central. El método resultante, la Terapia Zonal Cromática, es realmente capaz de inspirar la carga de deseo y determinación, voluntad y actitud positiva que, al instante, proporciona a los seres humanos la auténtica salud y la verdadera felicidad.

La Terapia Zonal Cromática en la práctica: casos clínicos

La Terapia Zonal Cromática puede cambiarnos la vida, como comprobaremos a continuación por el relato que nos ofrece Lilian de algunos casos clínicos, que nos ayudarán también a conocer la práctica de estos métodos en el caso de varias enfermedades graves, aunque muy comunes: problemas de espalda, asma infantil y adicción crónica. Se han cambiado los nombres de los pacientes para conservar el secreto profesional.

La historia de Jennie

Jennie vino a vernos a Joseph y a mí hace unos años. La recuerdo sentada delante de nosotros en el diván de la consulta, donde realizamos la terapia. Su sobrepeso era tan evidente como su sufrimiento; hasta para tumbarse en el diván tuvo que realizar un gran esfuerzo.

Nos contó que era asesora personal de un alto ejecutivo, pero que hacía cuatro años se había dañado gravemente la espalda en un accidente de coche y padecía de un dolor crónico y constante que ningún tratamiento había sabido remediar.

«No puedo aguantar más el dolor», nos decía con voz desesperada, «especialmente cuando tengo que sentarme en mi mesa de trabajo. Le dije a mi jefe que abandonaba el trabajo, pero él me aconsejó que viniera a verlos. No hago más que ganar peso, así que, francamente, ustedes son la única esperanza que me queda».

«Permanece tumbada, Jennie, por favor», le dije, mientras Joseph se acomodaba a sus pies para comenzar el tratamiento. «Relájate; respira profundamente, pero con tranquilidad. Vas a imaginar que se pudiera abrir la parte alta de tu cabeza y que un hermoso haz de luz añil entra en tu cuerpo desde arriba, y que a medida que te recorre esa luz brillante, de un azul intenso, se esparcen por la atmósfera que te rodea millones de estrellas en cascada, como burbujas de champaña. Cada estrella equivale a una lágrima de las que te ha hecho derramar el sufrimiento. Ahora, la luz azul se convierte en un líquido que desciende suavemente por tu columna vertebral, bañando, empapando todas las vértebras con sus vibraciones curativas.»

Jennie entró en un estado de meditación profundo, acompañado de un ligero temblor producido por la energía cromática. Mientras tanto, Joseph tomó su pie derecho, sosteniéndolo firmemente con una mano y utilizando un solo dedo de la otra para presionar un punto de la planta, cerca del talón, y uno de los bordes internos, que se corresponde con la columna y la zona lumbar. Presionó una sola vez, con un gesto breve, y luego volvió a sentarse. Jennie respiró profundamente y abrió los ojos, dando un grito: «¡Dios mío!, he sentido una corriente de luz que me subía por la pierna hacia la espalda, justo hasta el sitio donde tengo el dolor.»

«Cierra los ojos», continué, «relájate de nuevo e imagina que se cierra la tapa que antes se te abrió en la cabeza, pero que el color permanece dentro de ti mientras respiras profundamente». Jennie continuó tumbada.

A los pocos minutos Joseph la invitó a levantarse: «Ya estás bien, puedes irte». Jennie se incorporó con mucho cuidado y posó los pies en el suelo. De pronto, estalló en lágrimas: «No puedo creerlo», decía, «ya no me duele. Es la primera vez en muchos años que no siento dolor».

Dos años más tarde una mujer hermosa y estilizada se acercó a Joseph y a mí en el curso de una recepción. «¿Me recuerdan? Soy aquella señora gruesa que fue a verlos con un problema de espalda. Desde que me trataron no he vuelto a tener dolores, y en nueve meses perdí todos los kilos de más. Fue un milagro. Conservé mi trabajo y toda mi vida volvió a ser normal. No saben cómo se lo agradezco.»

La historia de Timmy

Timmy, que tenía quince años y sufría de asma crónica, vino a tratarse acompañado de su madre. Joseph y yo decidimos recibirlos juntos, convencidos de que sería bueno para la salud del niño. En los enfermos asmáticos subyace con frecuencia un sentimiento inconsciente de que la vida constituye una carga. En el aspecto físico se manifiesta como un rechazo de su situación actual que se refleja en la negativa a funcionar de los bronquios, los cuales se colapsan literalmente a causa de la tensión. En los niños suele aparecer unido a un apego insano a los problemas de la madre. En otras palabras, se produce una dinámica típica consistente en que el niño capta la ansiedad de la madre, aunque ella no tenga ninguna intención de comunicársela.

Cuando Timmy se tumbó en el diván, le pedí que respirara profundamente para relajarse y que imaginara que podía levantar la parte alta de la cabeza y dejar que entrara en dirección a su tórax un haz de luz naranja. A su lado, la madre observaba todo con mucha atención.

Continúe diciendo: «Ahora sientes una luz cálida y relajante que, mientras desciende por tu pecho, va convirtiéndose en un líquido suave y fresco, muy agradable, que te llena los bronquios, los abre y los calma». Entonces, Joseph tomó el pie derecho del niño y presionó la zona relacionada con los pulmones y los bronquios, debajo del cuarto dedo. Luego siguió trabajando las zonas de las glándulas tiroides y pituitaria, el sistema nervioso, el timo y la próstata.

«Ahora», dije yo, «repite conmigo: "No tengo que renunciar a mí mismo para complacer a otras personas; soy libre de hacer lo que quiera"». Se trata de una *afirmación positiva* que hice repetir varias veces a Timmy. Mientras, Joseph presionaba las zonas correspondientes en los dos pies del niño; la inclinación de su cabeza hacia los pies del niño delataba el grado de concentración en el poder sanador de sus manos. El tratamiento entero duró veinte minutos, en los que Timmy no dejaba de visualizar la luz anaranjada de sus bronquios, ni de repetir para sí mismo la afirmación.

Luego pedí a Timmy que cerrara la abertura de su cabeza, recordando que la luz anaranjada llenaba sus pulmones y sin dejar de repetir las frases curativas. Joseph apretó con las manos los dos pies del niño durante más de un minuto. «Ya está», dijo, «puedes irte a casa». Timmy se alejó hacia el mostrador de recepción, pero su madre, que no pudo reprimir las lágrimas, nos decía: «Hace años que lo estoy pasando muy mal. Mi marido pasa mucho tiempo embarcado y tengo que cargar con todo el peso de la familia. He luchado muy sola; hasta tuve que dejar mi trabajo como enfermera porque no daba abasto. De ahí que Timmy adoptara el papel de hombre de la casa».

«Mientras estaba aquí sentada con Timmy», continuó, «imaginaba la luz naranja descendía también por mi pecho, y he sentido un intenso calor, que me ha producido una extraordinaria sensación de fuerza y bienestar. Creo que nunca más tendré miedo».

Antes de que Timmy y su madre se marcharan, Joseph les enseñó a tratarse ellos mismos los pies, y a aplicar la misma presión a la parte baja de la boca, debajo de la lengua y en la lengua misma. Estos puntos son excelentes para el alivio del asma porque liberan el bloqueo que produce esa enfermedad alrededor de los órganos correspondientes (para más detalles véase el capítulo 2).

La madre de Timmy nos había hablado de una de las causas típicas del asma: cuando el niño adoptó inconscientemente el papel del padre, un hecho que sobrepasaba su edad y condición, y asumió los problemas de la madre, le dio a esta última algo que «cuidar» en casa para contrarrestar la pérdida de su carrera como enfermera. Este tipo de problemas silenciados es muy común en los ambientes familiares.

Timmy nunca necesitó tratamiento, porque no volvió a sufrir un ataque de asma. Su madre nos telefoneaba a menudo para contarnos sus progresos. «Creo que han dado ustedes en el clavo», decía, «es estupendo. Ahora juega al fútbol con sus amigos. Les estoy muy agradecida». La situación de Timmy y su madre es un ejemplo de curación de madre e hijo al mismo tiempo y por el mismo proceso.

La historia de Douglas

Douglas, de casi setenta años y una posición social bastante elevada, estaba tumbado en el diván. Durante varios años había sido paciente de Joseph, que lo había tratado de artritis en los hombros y las caderas, pero Douglas era también alcohólico. Joseph sabía que allí se encontraba la raíz del problema, y que ese aspecto emocional requería un tratamiento, por eso había pedido mi colaboración.

Joseph se sentó en el diván, tomó un pie de Douglas y comenzó a darle un suave masaje, estimulando los puntos correspondientes a las glándulas suprarrenales. «Douglas», dije, «cierra los ojos, relájate y respira profundamente. Luego, imagina que se abre una tapa en tu cabeza y que se extiende por todo tu cuerpo un haz luminoso de color añil».

Douglas imaginaba aquello mientras Joseph continuaba masajeando en silencio su pie. «Cuéntame cómo pasas el día, Douglas, ¿cuál sería el punto culminante de tu jornada?»

«Creo que es hacia las seis, cuando me relajo y tomo mi primera ginebra con tónica.»

«¿Cuántas sueles tomar, Douglas?»

«Bueno, depende...», hizo una pausa, y luego continuó con una risa: «Mi madre siempre comenzaba a beber en ese momento de la tarde, supongo que seguí la costumbre. Era divertido».

«Douglas, quiero que imagine que tiene un vaso en la mano, una ginebra con tónica, y que se la lleva a los labios. ¿Visualiza usted la bebida, Douglas?»

«Sí, perfectamente», respondió.

«Observe detenidamente el contenido del vaso, y mientras lo hace quiero que tome una decisión. Tiene dos posibilidades, Douglas: el licor o su vida.» Siguieron unos minutos de silencio. De repente, los ojos de Douglas se abrieron de par en par, y se incorporó de golpe, como si hubiera recibido una impresión muy fuerte.

«Nunca lo había pensado así», comentó con una expresión de sorpresa. Luego, comenzó a repetir una y otra vez la frase: «Es el alcohol o mi vida, el alcohol o mi vida...» Mientras tanto, Joseph le presionaba ciertos puntos correspondientes al hígado, el páncreas, los riñones, el timo, la pituitaria, el tiroides y el sistema nervioso en los dos pies.

«Cierra los ojos, Douglas», dije, «imagina que se te cierra la tapa de la cabeza y relájate. Ya eres libre».

Douglas no volvió para otros tratamientos; no los necesitaba. Desde aquel día no probó una gota de alcohol. «No lo comprendo», nos comentaba tiempo después a Joseph y a mí, «se me han quitado por completo las ganas de beber alcohol».

Cómo llevarlo a la práctica

En los capítulos 2 y 3 ampliaremos la información sobre el funcionamiento de la Terapia Zonal y la Terapia Cromática, antes de explicar, en el capítulo 4, cómo llevar a la práctica el autotratamiento de la Terapia Zonal Cromática.

2. Los principios de la Terapia Zonal

LA Terapia Zonal es tan antigua como la humanidad. Seguro que usted la ha utilizado siempre sin darse cuenta. ¿Qué hace cuando le duele la cabeza? Se presiona las sienes para sentir alivio, es decir, lo primero que hace cuando la cabeza empieza a molestarle es ponerse la mano en esa zona y apretar con firmeza. Y lo hace porque ha descubierto que la presión quita el dolor. Cuando va al dentista, se agarra a los brazos del sillón y se pone rígido por la misma razón, porque sabe, inconscientemente, que la presión alivia el dolor, porque conoce, intuitivamente, que la presión tiene unas virtudes que hay que saber utilizar.

Habrá quien intente convencerlo de que la Terapia Zonal fue descubierta por algún gurú sentado en la cumbre de una montaña, pero no es cierto. La Terapia Zonal fue descubierta por el doctor William Fitzgerald, de Hartford, Connecticut, en los Estados Unidos, a principios de siglo. Tras graduarse en la Universidad de Vermont, el doctor Fitzgerald trabajó dos años y medio en el Boston City Hospital. Pasó también dos años en el London Central Nose y el Throat Hospital, en Inglaterra, y dos años más en Viena, donde fue ayudante de los profesores Politzer y Chiari. Durante muchos años el doctor Fiztgerald fue cirujano de nariz y garganta del St. Francis Hospital, en Hartford, Connecticut.

Como hemos comentado en el capítulo 1, la Terapia Zonal es un método original, basado en los conocimientos aportados tanto por la medicina científica como por la medicina tradicional. También hemos mencionado que el cuerpo es un campo electromagnético, dotado de corrientes eléctricas invisibles que recorren las diez zonas alineadas con los dedos de las manos y los dedos de los pies —cinco en cada lado del cuerpo— y abarcan todos los órganos, glándulas y partes del sistema nervioso.

La toxicidad es una de las causas más comunes de la mayoría de las enfermedades y achaques de todo tipo. La teoría de la Terapia Zonal sostiene que las sustancias tóxicas a las que nos hallamos expuestos por la comida, la bebida o el aire que respiramos forma unas cristalizaciones muy nocivas que se depositan al final de las terminaciones nerviosas; esos depósitos interfieren en las corrientes electromagnéticas del cuerpo. Cuando se rompe el equilibrio electromagnético, se producen la enfermedad y el envejecimiento; cuando la energía se reduce al mínimo en una determinada zona, las glándulas y los órganos situados en ella se deterioran rápidamente. La presión prolongada que aplica la Terapia Zonal en ciertas zonas de la suela del pie o la palma de la mano, relacionadas con otras partes del cuerpo, alivian la congestión. Cuando esta es muy grande, el punto doloroso que se refleja en la mano o el pie puede aparecer inflamado. Su estimulación alivia las partes irritadas en la correspondiente zona del cuerpo, desintoxica y cura.

La diferencia entre la Terapia Zonal y la reflexología del pie, mencionada en el capítulo 1, tiene mucho interés, porque, de hecho, la primera es el origen de la segunda. El doctor William Fiztgerald creó esta forma de trabajar con la totalidad del cuerpo, a la que denominó Terapia Zonal; Eunice Ingham, en Nueva York, y el doctor Joe Reilly lo practicaron aplicándolo exclusivamente al pie y le dieron el nombre de reflexología, que es una de las ramas de la Terapia Zonal.

Todos somos lo que son nuestras glándulas y nuestros órganos, por eso, cuando se produce un mal funcionamiento en cualquiera de ellos, se deteriora la salud. Si mantenemos las glándulas y los órganos libres de toxinas y congestión, estaremos sanos. Las glándulas y los órganos son incapaces de funcionar con propiedad o procesar los productos de desecho cuando están congestionados. Si una glándula no funciona bien, acaba por afectar al funcionamiento de todas las demás. Muchos sostienen que los achaques se producen por la falta de nutrición en las glándulas y los órganos.

La Terapia Zonal no solo alivia el dolor, sino que hace desaparecer sus causas y, cuando se practica con asiduidad, se curan también los trastornos asociados en otras partes del cuerpo. Cerca de un millón de personas se ha beneficiado ya de sus virtudes, ¿por qué no podría ocurrirle lo mismo a usted? La Terapia Zonal acabará por ser para usted y su familia un acto tan sencillo y natural como lavarse los dientes.

No existe ninguna posibilidad de que esta Terapia le produzca daño alguno, ya que el método es inofensivo por completo, además de muy sencillo, aunque para que resulte eficaz la técnica no puede aplicarse de cualquier modo, sino con toda exactitud y precisión. En el capítulo 4 encontrará instrucciones concretas para una serie de enfermedades o problemas de salud.

Las diez zonas del cuerpo

Zona Uno *(lado derecho)*

Se extiende desde la punta del pulgar hasta la parte superior de la cabeza, para descender por las ventanas de la nariz hasta el pulgar del pie. Pertenece a esta zona la mayor parte del estómago, el útero, la vegija, la vagina o la próstata.

Zona Dos *(lado derecho)*

Se extiende desde el dedo índice hasta la cabeza y desciende hasta el segundo dedo del pie.

Zona Tres *(lado derecho)*

Se extiende desde el dedo corazón hasta la cabeza y baja hasta el tercer dedo del pie. A la derecha de esta zona se encuentra el apéndice.

Zona Cuatro *(lado derecho)*

Se extiende desde el dedo anular hasta la cabeza, y de la cabeza al cuarto dedo del pie.

Zona Cinco *(lado derecho)*

Se extiende desde el dedo meñique hasta la cabeza, y de la cabeza hasta el meñique del pie.

Las zonas de la seis a la diez corresponden al lado izquierdo del cuerpo.

OTRAS GLÁNDULAS Y ÓRGANOS

Las zonas uno, dos y tres del lado izquierdo del cuerpo incluyen el corazón y el páncreas.

Ojos, oídos, senos nasales, bronquios y pulmones se encuentran en las zonas dos y tres, así como el hígado (en la parte derecha del cuerpo). Los riñones están a ambos lados del cuerpo, en las zonas tres y cuatro.

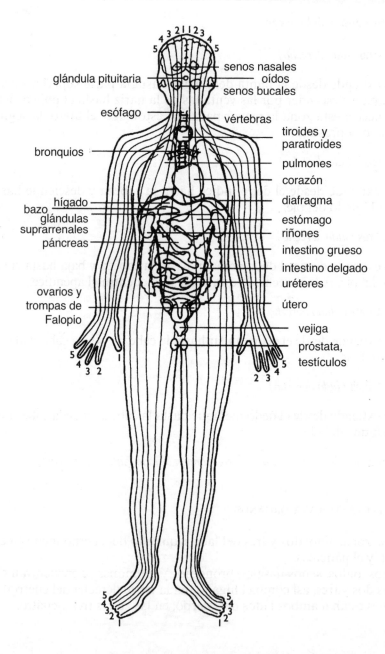

Las diez zonas del cuerpo

Las glándulas

Las *glándulas*, como todos los órganos mayores, son áreas de gran importancia para la Terapia Zonal. Pero como el funcionamiento de las primeras no es tan conocido como el de los segundos, daremos aquí una breve introducción de lo que hacen y de por qué su tratamiento resulta vital para casi todas las enfermedades.

Las glándulas son los órganos que forman y liberan las hormonas, sustancias que actúan en todo el cuerpo, regulando funciones como el sudor, la digestión, la inmunidad y la resistencia a las infecciones. Algunas de estas sustancias se transportan en la sangre, otras van directamente a la epidermis o al revestimiento de ciertos órganos como el estómago.

La glándula pituitaria

La *pituitaria* es la mayor de las glándulas y la más compleja de todas las que vierten sustancias en la sangre. Produce varias hormonas con distintas funciones, entre ellas la de estimular las glándulas suprarrenales, el tiroides, los ovarios y los testículos, así como la de ejercer el control del crecimiento, el parto y la secreción de la leche materna, el pigmento de la piel y la retención de líquidos. Se localiza en la base del cráneo, con su parte superior en la base del cerebro y la parte inferior en el cielo de la boca. Cuando la pituitaria se desequilibra, todas las funciones que acabamos de mencionar se deterioran, especialmente las que realizan las glándulas tiroides y suprarrenales, y a veces ocurre lo mismo con otros órganos como el páncreas, el hígado y los riñones.

La glándula tiroides

El *tiroides* produce tiroxina, que libera a la corriente sanguínea para acelerar el envío a los tejidos de la energía procedente de la combustión de la glucosa, lo que acelera la actividad mental y corporal, la respiración y la circulación sanguínea y obliga al corazón a demandar mayores cantidades de oxígeno. El tiroides es también el gran almacén corporal de yodo. Se localiza delante y a los lados de la garganta, al lado de la nuez. Aunque se encuentra cerca de la superficie, no se nota al tacto porque, cuando está sana, es pequeña y blanda.

La falta de yodo en el cuerpo indica que el suministro de tiroxina resulta insuficiente; entonces se hace más lento el metabolismo, y lo mismo ocurre

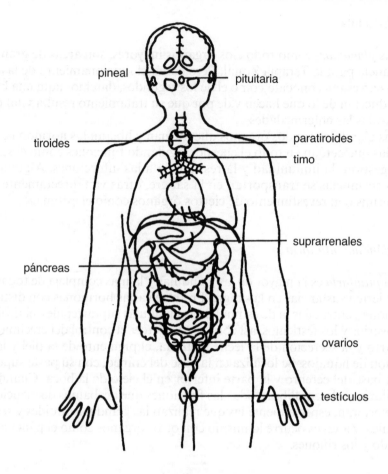

pineal

pituitaria

tiroides

paratiroides

timo

suprarrenales

páncreas

ovarios

testículos

Las glándulas

con la respiración y la circulación sanguínea. La digestión se hace más dificultosa y aparece el estreñimiento; disminuyen la energía y la vitalidad, aunque se gana peso. Otros efectos podrían ser la falta de memoria, la menstruación inestable, piel seca y descamada, caída del cabello o mala calidad del mismo, angustia y decaimiento.

La glándula paratiroides

Hay cuatro glándulas pequeñas situadas detrás del tiroides, que producen paratormona para regular las concentraciones de calcio y fósforo en la sangre. El calcio no solo se precisa para el crecimiento y la renovación de los huesos y otros tejidos, sino también para los nervios y el relajamiento de los músculos. Cuando se produce un mal funcionamiento de estas glándulas y se segrega mucha paratormona, se tomará entonces demasiado calcio de los huesos para mantener el nivel en sangre, lo cual resulta en una osteoporosis que hace frágiles los huesos. En ese caso el exceso de calcio en sangre se elimina por la orina y se puede formar cálculos en los riñones. Otro síntoma del mal funcionamiento de la paratiroides es el nerviosismo y la irritabilidad, acompañados de una aceleración de los latidos del corazón.

El timo

Se localiza en la base del cuello, y una gran parte cae en la parte superior del esternón. En general, interviene en el desarrollo de las células sanguíneas relacionadas con el sistema inmunológico. Una opinión médica convencional sostiene que el timo solo se considera importante durante la infancia, hasta el momento en que se detiene el crecimiento, como lo demuestra el hecho de que posteriormente se pueda extraer sin efectos secundarios. En la infancia desarrolla la inmunidad ante las infecciones producidas por microbios y permite que el cuerpo rechace proteínas distintas a las suyas, lo que resulta muy importante en las reacciones alérgicas y el rechazo de los órganos trasplantados. Las enfermedades que afectan al sistema inmunológico (como el sida) se relacionan estrechamente con esta glándula, que produce graves trastornos cuando se encuentra en un estado débil.

Creo que el timo tiene una importancia fundamental, porque los estados emocionales como la angustia y la infelicidad se relacionan directamente con esta glándula; las malas noticias o la aflicción surten un efecto inmediato en ella. Por el contrario, la habilidad para conservar una actitud positiva tiene un efecto muy benéfico que capacita al cuerpo para luchar contra la enfermedad incipiente y mantener un estado de bienestar general.

Las glándulas suprarrenales

Son dos órganos de pequeño tamaño situados en la parte posterior del abdomen, encima de los dos riñones. Estas glándulas liberan pequeñas cantidades de una importantísima hormona llamada *adrenalina* (por ejemplo, cuando experimentamos miedo o irritación), que a su vez envía cantidades significativas de sangre desde la piel y los órganos digestivos a los músculos, aumenta la actividad cardiaca, la tensión arterial, libera glucosa que activa los músculos y retarda la digestión. Otra de sus funciones es producir cortisol y aldosterona, que directa o indirectamente influyen en numerosos procesos químicos del cuerpo, y contribuyen a mantener el equilibrio en un entorno químico que cambia continuamente. Algunos de sus efectos específicos son la supresión de las inflamaciones y los efectos de la alergia, la distribución de la grasa por todo el cuerpo, el control de la sal y la eliminación de los líquidos a través de los riñones, manteniendo el equilibrio del sodio y el potasio, de cuya actividad dependen los músculos, así como un cierto grado de regulación de las hormonas sexuales. En otras palabras, sin estas glándulas, las enfermedades, las tensiones mentales y los grandes esfuerzos nos matarían.

El páncreas

Se encuentra en la parte posterior del abdomen, cerca del estómago. Además de formar parte integrante del intestino, es importante por su condición de glándula controladora de la digestión, y produce dos hormonas, la insulina y el glucagón, directamente relacionadas con la corriente sanguínea, que trabajan juntas para controlar químicamente el azúcar en sangre para la actividad física y mental. El mal funcionamiento del páncreas produce irregularidades en la cantidad de azúcar en sangre y rebaja los niveles de energía. Su efecto más grave es la diabetes.

Las gónadas

Las *gónadas* son los órganos sexuales primarios, es decir, los ovarios en las mujeres y los testículos en los hombres. Excretan las hormonas sexuales, que no solo intervienen en la elección, la salud sexual y la reproducción, sino que también se hallan interconectadas con la salud de otros órganos, entre ellos la pituitaria, el tiroides, las suprarrenales, los riñones, la vegija y la próstata.

Nota

Al consultar el capítulo 4, dedicado al tratamiento de las enfermedades específicas, el lector encontrará continuas referencias a este capítulo para hacer posible un mejor entendimiento de los beneficios que proceden de la estimulación de los puntos de esas glándulas.

Cómo aplicar la terapia zonal

La presión prolongada se aplica a ciertas áreas de las plantas de los pies correspondientes a las partes del cuerpo que presentan problemas (véanse los diagramas de las págs. 00 y 00); es muy probable que al hacerlo el paciente sienta dolor en las zonas presionadas. En los próximos capítulos se proporcionará la localización de las zonas correspondientes a cada enfermedad. Ciertos problemas, como los callos o los juanetes, causan grandes trastornos porque bloquean la corriente nerviosa en ese área concreta y causan malestar en la espalda y el cuello. En estos casos, conviene seguir un tratamiento en el quiropodólogo para que la Terapia Zonal resulte más efectiva. Después de la visita al quiropodólogo, hay que tratar con mucho cuidado las zonas afectadas. La presión puede aplicarse también a otras partes del cuerpo, entre ellas, la lengua y las manos, pero aquí nos centraremos en el pie.

Sostenga firmemente con una mano uno de sus pies y aplique la presión con la otra; cuanto más presione, más rápida será la curación. En ciertos casos, puede resultar dolorosa para los que sufren síntomas de enfermedades, hasta que los sucesivos tratamientos hayan roto las cristalizaciones depositadas. La presión se aplica con la yema del pulgar o del anular. Conviene tener siempre las uñas muy cortas. Si se requiere mucha presión o el paciente tiene los dedos débiles, puede ayudarse de un nudillo o del mango de un cepillo de dientes. También existen otras formas muy efectivas, como rodar con el pie una bola de golf.

Coloque la yema del pulgar en el punto o la zona que esté tratando y presione rotando en la dirección contraria a las agujas del reloj. Presione con todas sus fuerzas durante cinco o diez segundos cada zona de tratamiento. Cambie de un punto a otro rotando, volviendo de vez en cuando al punto anterior. Trabaje durante un rato todas las zonas elegidas para el tratamiento, hasta eliminar las zonas inflamadas, empleando unos cinco minutos en cada pie. Ciertas enfermedades aconsejan, para una mayor eficacia, tratar una parte de las manos o la lengua en vez de los pies, como en el caso de la menstruación o el asma. Se darán las instrucciones oportunas siempre que sean necesarias. Los diagramas de la siguiente página muestran la localización de los puntos en las manos.

Esta terapia destruirá los depósitos cristalizados que obstruyen y bloquean las terminaciones nerviosas. Después de varias sesiones, con pacien-

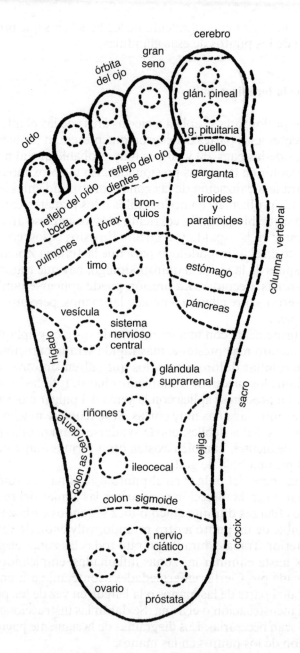

cerebro

gran seno

órbita del ojo

glán. pineal

g. pituitaria

cuello

reflejo del ojo

garganta

dientes

oído

tiroides y paratiroides

bron- quios

reflejo del oído

columna vertebral

boca

tórax

pulmones

timo

estómago

páncreas

vesícula

hígado

sistema nervioso central

glándula suprarrenal

riñones

sacro

colon ascendente

vejiga

ileocecal

colon sigmoide

cóccix

nervio ciático

ovario

próstata

Puntos de presión – pie derecho (planta)

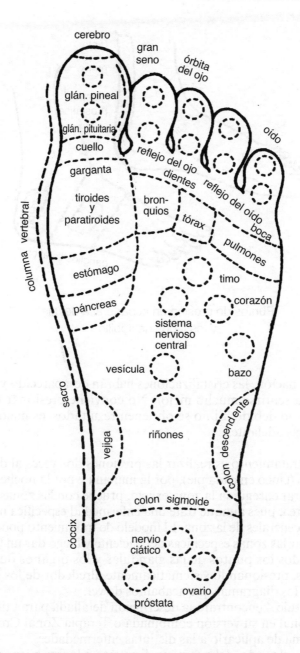

Puntos de presión – pie izquierdo (planta)

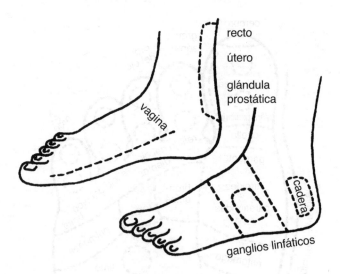

recto

útero

glándula
prostática

vagina

cadera

ganglios linfáticos

Puntos de presión en la parte alta del pie
y los lados del tobillo

cia y determinación, las cristalizaciones habrán desaparecido y el paciente comenzará a sentirse mucho mejor. No conviene presionar una misma zona más de lo debido. Si no se obtienen resultados, es mejor esperar e intentarlo más adelante.

El mejor tratamiento es realizar las presiones dos veces al día, durante diez minutos (cinco en cada pie), por la mañana y por la noche. Si no consigue encontrar enseguida la zona exacta, pruebe con las zonas más próximas de ese área, pues aunque trate una enfermedad específica mejorará las condiciones generales de la zona. El modelo de tratamiento podría consistir en un trabajar las zonas específicas del paciente y luego dar un tratamiento general a todos los puntos de las glándulas y los órganos durante unos diez minutos, presionando sistemáticamente alrededor de los puntos que aparecen en los diagramas que acabamos de ver.

En el capítulo 4 encontrará la descripción detallada para utilizar el Tratamiento Zonal en su versión combinada o Terapia Zonal Cromática, así como la forma de aplicarlo a las distintas enfermedades.

Por encima de todo, debe sentirse dispuesto a lograr buenos resultados con el tratamiento.

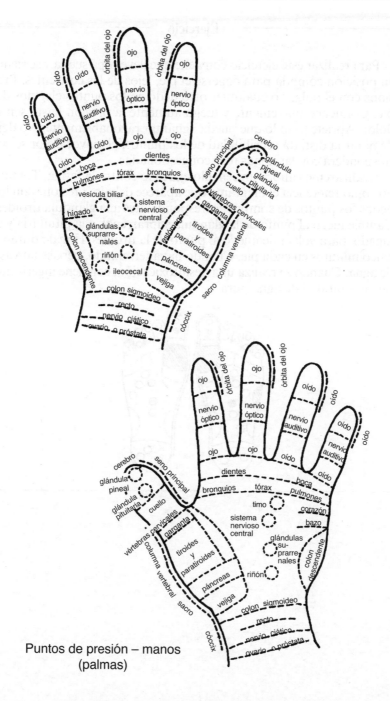

Puntos de presión – manos
(palmas)

Ejercicio

Para realizar este ejercicio conviene que lleve ropa suelta y se siente en posición cómoda para cogerse el pie, lejos de las corrientes. Presione con el pulgar o cualquier otro dedo en los puntos elegidos del pie. Comience suavemente y luego aumente la presión hasta sentir dolor. Apriete todo lo que pueda aguantar razonablemente. No deje de notar la distinta sensibilidad de los puntos; el mayor dolor se corresponderá con las zonas más congestionadas.

Realizaremos ahora un sencillo ejercicio contra la fatiga. Tomando como referencia el diagrama que aparece debajo, presione con los dedos los puntos de sombra correspondientes a la glándula tiroides. Cambie luego al punto de la glándula suprarrenal, a la pituitaria y al hígado, para volver de nuevo al punto de la tiroides. Hágalo durante cinco minutos en cada pie. Cuando haya terminado, bébase un vaso de agua. Cuando se realiza una desintoxicación, conviene ingerir una buena cantidad de agua pura.

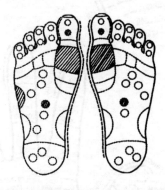

3. Los principios de la Terapia Cromática

SOLO el color revela ciertas significaciones de nuestros actos. En este capítulo conoceremos el significado de los distintos colores desde el punto de vista mental, espiritual y emocional. Puesto que el color, que nos rodea por todas partes, influye continuamente en nosotros, aunque no nos demos cuenta, debemos conocer la naturaleza y características de los siete colores del arcoíris.

Este método curativo es extraordinariamente eficaz para tratar el cuerpo porque nuestras reacciones frente al color son siempre automáticas. El color es un regalo de la evolución para el que ni la carne ni la disposición mental ni las emociones representan barreras. Influye en el pensamiento, en la conducta social, en la salud y en la forma de relacionarnos, hasta el punto de que la vida sin la luz que transporta sería completamente imposible. Las plantas sin luz se secan y mueren. Hasta los invidentes son capaces de sentir las vibraciones de cada color.

El color puede medirse. Los órganos y, en general, todas las zonas del cuerpo humano tienen un determinado conjunto de vibraciones cuando están sanos. Cada órgano tiene su color correspondiente; el mismo que puede curarlo. La investigación científica de los ambientes de color, tanto las casas en las que vivimos como nuestras prisiones mentales, ha demostrado que ejercen un influjo cuantificable en el cuerpo y la psique de los seres humanos.

El color procede de la luz pura. La luz clara que lleva en sí el color es el brillo del sol, de forma que el color trasciende la forma sólida. Es como un destello del infinito. Cuando la luz del Sol y las estrellas llega a la Tierra, se forman los colores del espectro a partir de esa luminosidad. Es como el nacimiento, por eso nos devuelve el equilibrio, y funciona como un poderoso corrector. Cuando nos encontramos bien, emitimos una luz que contiene todos los colores, siempre cambiante pero rítmicamente serena.

Puede que la lectura de este capítulo consiga hacerlo consciente de su naturaleza. Si es así, aprenderá a conocer el color, apreciarlo y servirse de él para su provecho.

Cada color tiene su significado y su forma de influir en nuestro pensamiento, relaciones, salud y comportamiento social. Si aprendemos su lenguaje y somos capaces de entender la información que puede proporcionarnos, nos beneficiaremos de su sabiduría y su capacidad para resolver problemas, estaremos más sanos y seremos más prósperos y más sabios. El color es ademas una parte integrante de nuestro ser que, una vez descifrada, nos ayuda a superar nuestra confusión mental.

La psicología cromática nos enseña que todos los colores tienen su aspecto positivo y su aspecto negativo, aunque este último puede resultar a la larga positivo porque nos muestra ciertas claves de nuestra personalidad que debemos conocer. Cuando el negro oscurece un determinado color, hablamos de una sombra que mantiene en suspenso su aspecto positivo y que tiende a deprimir los pensamientos. Sin embargo, cuando el color contiene blanco lo llamamos matiz y su luz clara potencia los aspectos propios de ese color. En todos los colores hay sombras oscuras y matices claros; por ejemplo, el rojo básico puede convertirse en marrón oscuro o, al otro lado del espectro, en rosa claro. En este libro nos atendremos a los siete colores básicos del espectro o arcoíris.

En todas las secciones de este libro el lector encontrará una descripción global de las características generales de un determinado color. No se debe olvidar que el color se experimenta de una manera directa, como vibraciones que el cuerpo percibe. De la misma forma que utilizamos la estimulación zonal, emplearemos el color para estimular todo el sistema.

La importancia de la emoción

Aunque el cuerpo espiritual es probablemente el componente más descuidado de la ecuación que define la Salud Total, es también muy probable que se trate del elemento más importante, porque es el vínculo directo con la energía y la inteligencia del universo. La humanidad experimenta ese poder divino a través de las emociones, que a su vez influyen en nuestra experiencia física. De nuestra forma de conectar con estas fuerzas espirituales dependen los éxitos y los fracasos de nuestra vida.

Color y emoción en las tablas de tratamiento

En las tablas de tratamiento para los problemas concretos de salud que encontramos en el capítulo 4 utilizaremos solo un color, el más indicado para cada caso específico. En realidad, cuando aplicamos únicamente el tratamiento por colores, recurrimos a la mezcla de varios, pero aquí nos limitaremos al color directamente relacionado con el problema.

En todas las enfermedades que vamos a tratar en este libro encontraremos un apartado denominado «Actitud mental y emocional negativa característica», donde se describe el pensamiento que subyace al inconsciente más profundo —aquellos aspectos de nuestra vida que desconocemos— y que alimenta en nosotros el malestar y la enfermedad. Detrás de todo lo que nos ocurre en la práctica hay siempre una determinada actitud mental, ya sea positiva o negativa. También las ideas y los pensamientos son vibraciones que pueden «enfermar», como enferma el hígado, el páncreas o cualquier otra parte física del cuerpo. Con el tiempo, esas actitudes negativas del pensamiento crean problemas que acaban por convertirse en enfermedades, porque todo aquello que no resolvemos en el plano psíquico se manifiesta siempre en el plano físico; de ahí que resulte saludable sacar a la superficie todo lo que almacenamos en la cabeza. El pensamiento negativo solo se puede eliminar cuando se ha identificado previamente, cuando se conoce la raíz del conflicto, el núcleo alrededor del cual gira todo el problema. El malestar y la enfermedad —así nos lo enseña la psicología del color— se pueden curar cuando se cura el pensamiento negativo que los alimenta. Es muy posible que exista un pensamiento negativo detrás de cada enfermedad física. Si es cierto que las emociones intervienen de esa forma en la salud del cuerpo, una mente sana posibilitará un cuerpo armonioso y libre de temores y malestares.

Cuando seamos conscientes del pensamiento negativo, podremos sustituirlo por el pensamiento positivo; es lo que llamamos en esta obra «Pensamiento positivo permanente de sustitución» para todas las enfermedades. La continua repetición de la frase que se indica en cada caso, lo que llamamos aquí reafirmación, que debe hacerse siempre sin dejar de pensar en el correspondiente color, ayuda a desechar el pensamiento negativo que encontramos detrás de todos los trastornos orgánicos. No se trata solo de rechazar los pensamientos negativos que están en el núcleo del cuadro de síntomas, sino también de imaginar el color curativo para mantener una energía sanadora permanente.

La utilización de varios colores en un tratamiento

El lector percibirá que cada uno de los siete colores del arcoíris se emplea en distintas ocasiones para varios tipos de enfermedad. En efecto, los colores poseen muchas virtudes características que abarcan un amplio abanico de enfermedades. Cada color es un diamante de muchas caras, y todas ellas pueden utilizarse para curar; basta con concentrarse en una de esas facetas y repetir la reafirmación correspondiente a la enfermedad para comenzar ya a experimentar el alivio que deseamos y merecemos, porque la energía del color se capta a través de las palabras. Conviene recordar que algunos colores, como el naranja, el verde y el morado, están formados por la mezcla de dos: el naranja se forma a partir del rojo y el amarillo; el verde, del amarillo y el azul; el morado, del azul y el rojo; porque si estamos utilizando, por ejemplo, el morado para la enfermedad de Alzheimer, es necesario leer también las secciones correspondientes al rojo y el azul. Puesto que una de las creencias asociadas a la enfermedad de Alzheimer es la necesidad de controlar los deseos, la parte roja del color morado aumentará esa seguridad personal que el paciente necesita y que le lleva a ejercer un control excesivo sobre sí mismo, mientras que la parte azul lo enfrentará con una de las cosas más difíciles de lograr: la capacidad para asumir la verdad de su vida.

La comprensión de la carga de energía emocional, que desarrollamos en las secciones *Eliminación* y *Repetición* del capítulo 4, nos llega a través de las vibraciones de color, por eso su estimulación, unida al pensamiento positivo, elimina los pensamientos nocivos y nos carga de energía positiva para combatir dolores y enfermedades. Aunque la medicina convencional es capaz de curar múltiples enfermedades, lo cierto es que si no cambiamos los pensamientos y las actitudes negativas ante la vida, estaremos siempre expuestos a perder la salud. Antes de lograr una salud completa es indispensable modificar las emociones que nos afectan físicamente. Nunca es demasiado tarde para cambiar nuestros modelos de conducta y pensamiento. La comprensión del lenguaje del color nos ayudará a entender el espectro de significados que hay en la inteligencia de la luz, y el visualizar el color correspondiente a cada enfermedad nos permitirá abrirnos a la influencia de las vibraciones curativas. Dejemos, pues, fluir la imaginación hasta el mundo del color.

LOS COLORES

ROJO (el estimulador)

El color rojo domina las gónadas

La zona roja del cuerpo se asocia sobre todo a los órganos genitales y reproductores. Las glándulas relacionadas con el rojo son, por tanto, los testículos y los ovarios, y las funciones correspondientes son las relacionadas con la sexualidad. Desde tiempos muy antiguos los pueblos primitivos consideraron que el rojo estaba asociado a la fuerza vital, y la naturaleza lo ha utilizado para atraer al sexo opuesto con el fin de asegurar la continuación de la especie. El rojo es el signo sexual de la naturaleza. La excitación sexual produce rubor en la piel y enrojecimiento de los labios —de ahí la costumbre femenina de utilizar carmín—, porque, inconscientemente, imitamos ese estado primario y natural.

El rojo es signo de energía vital, coraje y fuerza creativa. Desde el punto de vista psicológico, tiene poder para estimular el crecimiento o causar la destrucción. Se trata de un color primario: el primer color de la vida y del arcoíris. Pertenece también a nuestras raíces, porque domina la mitad inferior del cuerpo, ya que los colores se disponen en el cuerpo de la misma forma que en el arcoíris.

El rojo es ante todo un potente desintoxicador de todos los detritus del organismo, que limpia el cuerpo, la psique y la vida, pero también rige los músculos de mayor actividad, alivia la rigidez de los miembros y las articulaciones, especialmente en las piernas, y los casos de parálisis.

Su calidez permite tratar también a las personas con marcada tendencia a resfriarse, los casos de hipotermina y las inflamaciones, aunque no debemos abusar porque este color puede causar una fuerte irritación que agravaría el problema original.

Cuando nos sentimos perezosos y dejamos para mañana lo que convendría hacer hoy, nada mejor que contemplar algo rojo para recuperar el ánimo y encontrarnos capaces de hacer grandes cosas; no es casualidad que el rojo represente a las personas de espíritu vanguardista, capaces de perseverar y dotadas de fuerza de voluntad. Se vincula también a la gratitud y a la alegría, porque resulta un potente estimulador.

El rojo libera de la negatividad y estimula las actitudes respetuosas, pero, en caso de que nos encontremos sometidos a una presión o estímulo fuerte, puede agravarlos y provocarnos un carácter iracundo. Es también el color de la aventura. Cuando queremos acelerar algún asunto basta con una exposición breve pero intensa al rojo, y, sobre todo, resulta de gran ayuda cuando hemos perdido la esperanza y nos dejamos llevar por el pesimismo, la depresión o la desidia, porque aumenta las fuerzas y actividad. El rojo vibra en la sangre, por eso se corresponde con la circulación.

ROJO POSITIVO

Liderazgo, tenacidad, perseverancia dinámica

ROJO NEGATIVO

Lascivia, intolerancia, crueldad, agresividad, tiranía

POLARIDAD

CRECIMIENTO ⟷ DESTRUCCIÓN

NARANJA (el socializador)

El color naranja domina las glándulas suprarrenales

El naranja pertenece a la zona baja del intestino, los riñones y el abdomen. Las glándulas suprarrenales se localizan, como indica su nombre, encima de los riñones, y su función es secretar adrenalina a la corriente sanguínea para favorecer la reacción del cuerpo frente a cualquier peligro.

Es el color que favorece los cambios en general, tan necesarios para mejorar las condiciones de la vida, siempre que no se trate de cambiar por cambiar. El naranja es el gran recolector, que representa los frutos de la tierra y la cosecha del sol. Con él se relacionan la actividad, la libertad y el entusiasmo. Es el mejor color para reordenar nuestra vida cuando todo alrededor parece desorganizado. Se trata del color más aconsejable cuando debemos hacer frente a un divorcio o experimentamos algún dolor o aflicción.

La parte del cuerpo asociada al naranja es el intestino, responsable de asimilar los alimentos. ¿Está seguro de asimilar todos los nutrientes imprescindibles para la vida física y espiritual? El significado profundo de esta función es que todas las experiencias sirven para la vida, incluso las dolorosas. Por eso, cuando nos negamos a interiorizar las experiencias interrumpimos el flujo de la vida. Esta es la base de la anorexia, que el color naranja ayuda a curar porque estimula el apetito.

Como color curativo, se utiliza para los trastornos intestinales, las enfermedades renales y de vegiga. En los casos en que se ha sufrido alguna agresión o un accidente grave, e incluso en aquellos que suponen una ruptura a superar, como el divorcio, puede emplearse para aliviar los consiguientes traumas. Sirve también para la infertilidad, la menopausia y los cambios producidos por la edad en hombres y mujeres, porque estimula la secreción de hormonas. Resulta muy útil para eliminar la mucosidad y los catarros.

El naranja ayuda a sacar a la superficie nuestras facultades latentes. Por ejemplo, en ciertas ocasiones no somos capaces de avanzar en la vida porque no hemos sabido deshacernos del pasado; en esos casos el naranja nos dará fuerzas para enfrentarnos con esa realidad y romper lo que nos bloquea, con el fin de liberar nuestro yo. Por esa misma razón ayuda a superarse a las personas desanimadas, deprimidas o con tendencias suicidas.

Mediante el naranja podemos conocer nuestras fobias ocultas y enfrentarnos al miedo. Este último sentimiento, cuando es muy intenso, está indicando que nuestro cuerpo tiene necesidad de exponerse al tono naranja.

El naranja es genial y optimista. Es el color social por excelencia; el que aumenta el buen humor y las ganas de hacer amistades; el que amplía nuestras miras y proporciona nuevas oportunidades. Cuando el cuerpo está expuesto a las vibraciones del naranja, podemos estar seguros de que si la ocasión pasa a nuestro lado no se nos escapará.

El naranja nos anima, porque vuelve a vincularnos a nuestra propia intuición a través de los instintos, que se localizan en el intestino. Cuando interiorizamos las vibraciones del naranja sabemos enseguida lo que nos conviene hacer, sin pasar por el intelecto, y, de esa forma, nos convertimos en dueños de nuestro destino.

NARANJA POSITIVO

Vitalidad, generosidad, afectividad, naturaleza cálida

NARANJA NEGATIVO

Exhibicionismo, pesimismo, engaño, gorronería, dependencia de los demás

POLARIDAD

ACTIVIDAD ⟷ PEREZA

AMARILLO (el comunicador)

El color amarillo domina el páncreas

El amarillo gobierna el plexo solar, donde se alojan el hígado, la vesícula, el bazo y el estómago medio. La zona amarilla cubre todo el sistema digestivo, aunque también afecta a la piel y el sistema nervioso.

El amarillo, gran eliminador del espectro, limpia todos los desechos tóxicos del organismo. La eliminación es imprescindible para la continuación de la vida, por eso cuando falla se produce la enfermedad. Así pues, el amarillo limpia y tonifica el cuerpo, y alivia el estreñimiento, que subconscientemente significa un excesivo apego al pasado y un miedo profundo a seguir adelante.

El área amarilla de la conciencia del color resulta también muy útil para eliminar la celulitis, otro depósito de desechos, y sirve para perder peso porque se trata del color que rige la eliminación de líquidos, la secreción de jugos gástricos y otros fluidos orgánicos como el sudor, las lágrimas y los edemas. Nutre también el sistema nervioso central, y es bueno para fortalecer los nervios. El amarillo aumenta las ganas de hablar, que ayudan a mantener clara la mente y previenen el olvido.

Produce también una gran agilidad de la mente, porque ayuda a asimilar rápidamente los hechos, y aumenta la claridad y la precisión del pensamiento. El amarillo es el color de las revelaciones, es inquisitivo y siempre pone el dedo en la llaga, por eso ayuda a pensar con lucidez y a explorar todos los territorios.

La gente que posee las características de la personalidad amarilla apenas dispone de tiempo para el descanso, ya que una cosa lo lleva a otra y nunca tiene un respiro. Es el color que proporciona la energía necesaria para la vida. Está vinculado con la lengua, porque ama las palabras, y prefiere el dardo de la palabra a la espada, entre otras razones, porque alarga la vida. En el aspecto negativo, se corresponde con la ironía y la crítica ácida.

El amarillo adora revelar los secretos, y para ello no dudaría en utilizar los tambores de la selva si no tuviera un teléfono a mano; en definitiva, es el color de los chismes. Por ello resulta una buena idea utilizarlo para el retraimiento y la falta de confianza, es decir, para todos los casos en el que falla la autoestima. Aumenta la alegría, favorece la risa y elimina las concepciones excesivamente pesimistas de la vida.

El amarillo transforma en «Puedo» los «No puedo» y estimula la risa, ese excelente tónico del organismo. La risa es un aeróbic interno que da masaje a los órganos. No existe mejor medicina que un corazón alegre.

El amarillo es amplio de miras y desprecia la mojigatería. Como el amor, carece de limitaciones. Es sofisticado y muy diplomático, se controla bien, tiene estilo y estimula la concentración y el razonamiento, aunque no descarta la intuición. El más brillante de los colores no debería faltar de ninguna vida.

AMARILLO POSITIVO

Agilidad mental, tolerancia, amplitud de miras,
espíritu investigador

AMARILLO NEGATIVO

Sarcasmo, estupidez, rigidez intelectual, descuido,
charlatanería, tendencia a la crítica

POLARIDAD

EXPANSIÓN ⟷ CONTRACCIÓN

VERDE (el productor)

El color verde domina la glándula del timo

El verde está en el centro del corazón y representa también el tórax, los hombros y la parte baja de los pulmones. Es el gran armonizador, el restaurador del equilibrio del universo y también un indicador emocional. Cuando el verde del cuerpo no está equilibrado, se producen trastornos emotivos como la envidia y los celos. Es el color de las relaciones emotivas; nos ayuda a eliminar los sentimientos negativos, por eso debe aplicarse en los periodos de conflicto para calmar el ánimo y las emociones. El verde proporciona sentido de la dirección cuando ni el corazón ni la cabeza nos aclaran lo que debemos hacer.

El verde es el santuario, la posada en el camino hacia la libertad donde nos paramos para aprender la lección de amor que necesitamos para continuar adelante. Es el color que nos libera de las emociones negativas y la fatiga mental, reduciendo los excesos para que recuperemos la estabilidad.

Dada su utilidad para tomar decisiones, siempre que sintamos dudas conviene cerrar los ojos y visualizarlo, especialmente cuando se trata de un asunto de negocios. Es práctico, conoce el valor del dinero y estimula el coleccionismo, pero también es generoso, el anfitrión por excelencia, que aumenta el bienestar del mundo. Es también el color del diagnóstico, que nos permite perseguir y encontrar las causas de las cosas.

El verde se compone de amarillo y azul. El primero es el último color del lado magnético y cálido del espectro, en tanto que el segundo pertenece a su lado frío y eléctrico. Si el amarillo clarifica y el azul proporciona sabiduría, cuando se juntan, nos ayudan a recordar lo que necesitamos saber. Se trata de algo vital, porque la mayor parte de las enfermedades físicas y psíquicas que padecemos se deben a situaciones y acontecimientos de nuestro pasado.

El verde ama la armonía y el equilibrio, no es ni frío ni caliente, ni activo ni pasivo, ni ácido ni alcalino. Es el color del esteta, de las personas que no quieren seguir rutas marcadas y que saben crear nuevos caminos cuando los viejos ya no sirven. El verde es el gran reformador que trae los cambios. Los niños hiperactivos pueden beneficiarse de sus efectos calmantes y soporíferos. El verde reconoce su espacio y en él sabe moverse con habilidad.

Es excelente para curar las enfermedades del corazón, tanto de origen físico como psíquico. Alivia los dolores de cabeza y los trastornos hepáticos y biliares. Es un buen desintoxicador que controla la tensión arterial y los nervios. Su poder tonificante lo hace eficaz para mantener el buen estado general del organismo y para neutralizar el exceso de cualquier otro color.

Pero, por encima de todo, el verde guarda la llave de la memoria que esconde las causas profundas y ocultas de nuestros problemas físicos y psicológicos; nos orienta en la dirección debida de nuestros actos, y nos proporciona siempre nuevos comienzos.

VERDE POSITIVO

Perfección, prosperidad, sentido práctico, discreción

VERDE NEGATIVO

Envidia, avaricia, hipocondría, insatisfacción

POLARIDAD

SOLIDARIDAD ⟷ INESTABILIDAD

AZUL (el amante de la verdad)

El color azul domina las glándulas tiroides y paratiroides

Además de regir estas glándulas, el azul es el color del tiempo presente: la era de Acuario, la de la búsqueda de la verdad, la de los hombres y mujeres que no pueden mirar hacia atrás ni dejarse vencer por el miedo. El azul pertenece al orden más elevado de la inteligencia. Las personalidades de ese color saben escuchar con atención, y obrar en consecuencia y sostienen sus razones con honradez y tranquilidad; no es de extrañar que se trate del color de los embajadores. El azul no quiere llamar la atención, no miente, porque la verdad es su arma aun en los casos de miedo. Cuando se necesita la verdad conviene cerrar los ojos y pensar en el azul.

La sabiduría que proporciona este color constituye un antídoto contra una imaginación poco elaborada. Los escritores nacen con la energía del rayo azul. Las personas caracterizadas por el azul saben cuándo hay que imprimir un cambio a la situación; no son temerarias, miran siempre antes de lanzarse, pero se lanzan.

El azul es la comunicación a través de la voz, porque pertenece al área de la garganta y está vinculado a la zona alta de los pulmones, a los brazos y a la base del cráneo. Las infecciones en esa zona se relacionan con las personas que solo hablan consigo mismas, pero no se expresan con libertad delante de otras personas, de ahí que la tos sea un síntoma de pensamientos guardados, que no han podido expresarse. El azul contrarrestará el miedo a expresarse. Las personas atrapadas en este síndrome necesitan conocer el poder de la palabra, no tanto para ayudar a otros como para ayudarse a sí mismos. Necesitan aprender que lo que no se pide, raramente se obtiene. Cuando queremos un ascenso en el trabajo o una muestra de afecto por parte de alguien, cerremos los ojos e imaginemos el azul, nos ayudará a expresar y a ser escuchados. Es también muy eficaz para los dolores de cuello, que suelen ser indicativos de rigidez de pensamiento, de miedo a dejarse llevar por la corriente y a ser flexible. El azul disuelve todos estos miedos.

Se aplica a las enfermedades infantiles: dentición, infecciones de oído y de garganta y problemas en el habla y la dicción, todos ellos trastornos muy comunes en los niños con miedo a las riñas entre los padre; los niños no pueden expresar la angustia que les causan esas situaciones y la garganta enrojece y se inflama. El niño con carencias es el estado negativo del azul y necesita muchos estímulos para manternerse. Por otro lado, es el color más indicado para tratar la incontinencia de los adultos y los problemas de los niños que mojan la cama.

El azul es el color para tratar la ansiedad y las tensiones de la vida moderna porque contribuye a bajar la tensión arterial. Reduce el dolor, las inflamaciones, las hemorragias nasales e internas y las molestias de la ciática, y alivia la úlcera de estómago.

No es recomendable para perder peso, porque su carácter estático no permite eliminar el exceso de equipaje. Muchas personas con sobrepeso, como he tenido oportunidad de observar, tienden a vestirse de azul, lo que se explica porque la parte negativa del color contribuye a dejarlas como están y así evitan afrontar sus conflictos y los cambios que necesitarían para adelgazar. El azul se asocia al «síndrome del felpudo», de la persona con tendencia a ser mártir.

Representa también la paz, el contento y la satisfacción; el espíritu tranquilo y el buen equilibrio. Es el color de la contemplación, y nos avisa cuando necesitamos descanso y relajación. Por otro lado, demuestra una gran inteligencia quien introduce grandes cantidades de azul en su vida, porque se trata del color de la conciencia de nuestras raíces familiares, que nos indica cuáles con los valores o la falta de ellos en el seno de una familia y cuándo necesitamos imprimir un giro a nuestra vida.

La personalidad azul se siente manipulada a veces por los acontecimientos, pero también ella sabe ser manipuladora; puede ser fría, esnob y con tendencia a aislarse y a tener un temperamento caprichoso e implacable. Cuando las zonas azules del cuerpo no están equilibradas aumentan los trastornos emocionales.

La personalidad azul es moderada, se mueve de forma discreta y diplomática, porque sabe unir la sabiduría y el amor, prefiere mantener el *statu quo*, y no es amiga de enfrentamientos. Hace las cosas con honradez y sinceridad, aunque no siempre lo demuestren. Por otro lado, el azul penetra en las almas y seda el espíritu; acepta lo que no puede cambiar y trata de aprovechar lo mejor de cada cosa, pues cree que las cosas acaban por arreglarse inevitablemente. Azul es el espíritu de lo verdadero y nos conduce siempre a la libertad.

```
AZUL POSITIVO
Autenticidad, paciencia, sanación, integridad,
filosofía espiritual, maestría

AZUL NEGATIVO
Debilidad, inestabilidad emocional, frigidez, rencor,
carácter implacable

POLARIDAD
CONOCIMIENTO ←→ IGNORANCIA
```

AZUL AÑIL (el espíritu de la justicia)

El azul añil domina la glándula pituitaria

La pituitaria se ha comparado a veces con un director de orquesta (de una orquesta física que sería el sistema endocrino). El añil representa también el esqueleto, especialmente los huesos de la espalda, y se relaciona con la parte baja del cerebro, los ojos y los senos nasales. El tono azul añil destapa esos temores ocultos que llevamos dentro y que ni siquiera nosotros mismos conocemos. Uno de los más extraños es un temor escondido al fuego, vinculado a ciertas experiencias de nuestro pasado.

Entre los aspectos positivos de las personalidades de este color destaca la capacidad para superar la autocompasión y buscar con seriedad la estructura causante de los trastornos. Así pues, para saber qué es lo que hacemos mal en relación con un determinado asunto, conviene imaginar esta tonalidad con los ojos cerrados, prestando mucha atención a las ideas y sentimientos que experimentamos al hacerlo. Nos ayudará a reforzar las estructuras que sostienen nuestra vida, construyendo un vigoroso andamio en el que basar los proyectos que tengamos en mente.

Ningún otro color del espectro tiene tanta capacidad de aliviar los dolores, ni tanto poder antiséptico para destruir las bacterias y los efectos de la contaminación en la comida y el agua. De igual modo destruye las toxinas psíquicas o vibraciones negativas que la psique toma de la atmósfera y almacena en el inconsciente. Se aconseja también su aplicación para los catarros y los problemas en los senos nasales, ya que su área fundamental es la que abarca la zona de los oídos, la nariz y los ojos. La experiencia demuestra que muchos casos de sinusitis, y sus efectos secundarios, proceden de lágrimas reprimidas durante la infancia.

El añil resulta muy beneficioso para los trastornos que tienen lugar en la zona del pecho, por ejemplo, en los pulmones y los bronquios, así como para el lumbago, la migraña, los eccemas, quemaduras e inflamaciones, por su enorme capacidad para regenerar la piel. Sirve también para tratar el hipertiroidismo y los trastornos renales, y para reabsorber nódulos, tumores y cualquier clase de hinchazón. Pero se trata, sobre todo, del color de los dolores de espalda, que, desde el punto de vista psicológico, significan que cargamos sobre nuestros hombros un peso excesivo.

Con el añil podremos descubrir todo tipo de adicciones: drogas, alcohol, tabaco, etc. El lema de la adicción es: «Mi vida está equivocada», quizá por falta de una estructura en la que apoyarse o porque ya no vale la que nos habíamos construido. Este estado de cosas se relaciona del mismo modo con las dos formas de bienestar, el físico y el mental. El cuerpo no puede mantenerse en pie sin una columna vertebral fuerte, pero tampoco se puede basar toda una vida sobre una infancia mal «construida». Por eso el añil no es solo el color de los huesos, sino también el gran sanador de los recuerdos dolorosos, y nos ayuda a recuperar la dirección de nuestra vida a partir de una reconstrucción emocional. Siempre nos prepara para el siguiente paso y, al representar el espíritu mismo de la percepción, nos faculta para los pensamientos elevados, nos purga y nos purifica. Es el color del «Yo quiero», el inaugurador de la tercera edad, que eleva la moral y nos hace fuertes para llevar adelante la vida.

La personalidad correspondiente al añil es muy devota, pero corre el peligro de dedicar su devoción casi exclusivamente al trabajo. Es también una gran defensora de la justicia y de los derechos humanos. Sale bien parada de las crisis, que vive con total conciencia, pero le conviene aprender a fracasar.

El añil es un color dramático, sin conocer términos medios; puede estar muy arriba y al minuto siguiente muy abajo; puede comenzar las cosas con un gran entusiasmo que luego pierde con la misma facilidad. Por esta razón debe tener mucho cuidado con su capacidad para engañarse a sí mismo y mostrarlo ante los demás, porque perderá la estima de otros. También debe desconfiar de su tendencia a ver las cosas a su manera; pero como es el color que busca las causas que subyacen a los problemas, esta maravillosa vibración le ayudará siempre a liberarse de los prejuicios propios o ajenos.

Tiene el poder de descubrir lo oculto, de planificar el futuro, de ver más allá. Es reverente y odia la traición, porque sus creencias son firmes. Se siente partidario de lo establecido porque ama la ley y el orden, es juez y jurado.

El aspecto devocional del añil, combinado con su fervor reformador, le faculta para recuperar las organizaciones de carácter civil o religioso, pero nunca debe dedicarse solo a este tipo de cosas que pueden absorberlo excesivamente, ni tampoco empeñarse en defender él solo la fortaleza; por el contrario, de tanto en tanto debe permitir que alguien participe también. Su relación con el drama lo convierte en el color por excelencia de los actores.

En el plano espiritual el añil sabe «ver» de verdad, y actuar cuando se necesita. Tiene el poder de la mente y del pensamiento, que sabe comprender realmente y revelar lo desconocido.

A—IL POSITIVO

Justicia, ausencia de materialismo, percepción,
talento para hablar y escribir

A—IL NEGATIVO

Egoísmo, deslealtad, perfidia, autoengaño,
adicción, fascismo

POLARIDAD

DEVOCIÓN ⟷ FANATISMO

MORADO (el líder místico)

El color morado domina la glándula pineal

Desde el punto de vista físico, el morado representa la parte alta de la cabeza, el cerebro y el cuero cabelludo. Es la luz que se relaciona con todos los órdenes mentales, aunque al utilizarlo en las curaciones conviene tener mucho cuidado, porque se trata de uno de los colores más intensos del espectro y puede resultar muy depresivo, por tanto nunca se aplicará en casos de depresión o tendencias suicidas. Cuando haya que utilizarlo con niños de poca edad, se emplearán dosis muy pequeñas.

Las personas que se sienten aisladas tienen siempre un exceso de vibraciones moradas en el organismo. Se caracterizan por una fuerte conciencia de su individualidad y un profundo sentimiento de soledad, que resulta bastante lógico, ya que el líder se mantiene siempre alejado de la masa, pero deben tener mucho cuidado con su tendencia al aislamiento y al perfeccionismo, porque cuando buscan respuestas pueden caer en círculos viciosos.

El morado se utiliza para las inflaciones internas, la ciática y las erupciones cutáneas, así como para las palpitaciones o los problemas y heridas en la cabeza y el cuero cabelludo. Beneficia también al sistema inmunitario y relaja los nervios y los ojos hinchados y fatigados. Es el color más indicado para las personas cuya emotividad es cambiante y neurótica.

Se trata de un color muy intenso, de enorme capacidad para proporcionar la paz, porque combina el poder con la gentileza y la cantidad con la calidad. Cuando nos sentimos creativos, podemos estar seguros de que las zonas moradas de nuestro organismo se encuentran bien equilibradas. Las personalidades moradas prefieren trabajar por su cuenta, y saben moverse por los pasillos del poder, dirigir la función y desempeñar un papel importante dentro de su grupo humano.

El morado es un gran maestro; sabe que los hechos no bastan, y que el alumno debe comprender las ideas. Llegado el caso, estas personalidades son capaces de sacrificarse por otros, tienen gran fuerza e indican la dirección, sin limitaciones. Conocen las formas más elevadas de humanitarismo; son amables y de trato encantador, que no suele confundirse con debilidad porque saben imponer respeto. Absorber este color o traerlo a la imaginación aumenta el vigor, despierta las fuerzas interiores y nos ayuda a integrarnos cuando nos sentimos solos, desesperanzados o a punto de tirar la toalla. El morado es el gran protector.

Puesto que se trata de una combinación de rojo y azul, representa la unión del cuerpo con el espíritu: el visionario que ve y siente la cosas sin necesidad de los sentidos físicos. Cuando la energía del morado está equilibrada, la percepción psíquica se emplea para las cosas de la vida cotidiana. Es el color del gran líder místico que combina la humildad con la sabiduría. El morado pone en sus manos el corazón del universo.

MORADO POSITIVO

Humanitarismo, capacidad inventiva,
potencia oratoria, protección

MORADO NEGATIVO

Falta de piedad, corrupción, beligerancia,
traición, pompa, arrogancia

POLARIDAD

PAZ ⟷ CONFLICTO

Otros datos sobre los colores

El lector interesado en conocer más datos, puede leer mi obra *Colour Healing*, o ver la información complementaria al final de este libro. La terapia cromática, según mi propia experiencia, es una extraordinaria forma de recorrer el camino que conduce a la mejora de nuestro yo. Cómo podríamos despreciarla si el Sol sale todos los días para iluminar la Tierra y enseñarnos tanto sobre la vida.

Sin embargo, esta función del color ha estado a punto de olvidarse en la época moderna, aunque nunca se ha perdido por completo. En todos los momentos de la historia, el color ha regalado a los seres humanos la sabiduría y el poder sanador que contiene. Los que experimentan directamente la bondad de esa inteligencia que habla a través del color reciben una enorme energía que los capacita para la lucha de la vida.

4. Terapia Zonal Cromática para enfermedades comunes

El abecedario de las enfermedades y su tratamiento

Cómo utilizar los esquemas

En primer lugar hay que localizar el problema o la enfermedad en la sección alfabética que sigue a estas páginas introductorias.

Luego conviene buscar un lugar cálido y muy cómodo donde sentarse sin dificultades para alcanzarse los pies, a no ser que otra persona se encargue de los masajes. La ropa debe ser amplia. Léanse las causas del problema que aparecen bajo el epígrafe «Actitud mental y emocional negativa característica», donde aparecen las claves de los pensamientos ocultos que pueden encontrarse en la base de un determinado trastorno o situación personal. Repásese luego el epígrafe «Pensamiento positivo permanente de sustitución», para conocer la forma de sustituir el pensamiento negativo repitiento la fórmula afirmativa una y otra vez mientras se aplica el tratamiento.

Junto al nombre de la enfermedad aparece también el «color curativo», en el que debe concentrarse mientras repite la afirmación. Si encuentra alguna dificultad al principio, concéntrese en algo relacionado con esa tonalidad. Por ejemplo, si quiere visualizar el verde, busque una manzana y contémplela durante unos minutos. Luego cierre inmediatamente los ojos y conserve el color en la mente. Puede imaginar también que se abre la parte alta de su cabeza y su organismo se llena de un rayo de luz de ese color, que tiene que ser exclusivamente el que aparece en el esquema.

Al final de cada esquema de tratamiento se proporciona un diagrama de los puntos de presión para la Terapia Zonal. En el capítulo 2 (pág. 23) aparece una explicación que debe leerse detenidamente. Los puntos de presión determinan la zona que hay que tratar en cada enfermedad. Siempre que sea posible, se deberá complementar la presión de la zona con la de otros órganos y glándulas para lograr un funcionamiento al cien por cien del cuerpo, lo que significa presionar los puntos adicionales durante unos diez segundos. Comience por el dedo pulgar y el borde del pie, baje a continuación hacia el talón y a la siguiente línea de presión, y así hasta acabar el tratamiento.

Cada planta debe recibir unos cinco minutos de tratamiento. La cantidad más adecuada de presión se notará por la hinchazón de los puntos, que indica la inflamación asociada de los órganos y glándulas correspondientes; por eso conviene comenzar suavemente e ir profundizando para encontrar las zonas inflamadas y concentrarse en ellas. Si los dedos se cansan de hacer presión, se puede utilizar cualquier instrumento no punzante, como un cepillo de dientes. En los casos en que resulte imposible alcanzarse los pies, se recurrirá a otra persona. Lo ideal es aplicar el tratamiento dos veces al día, durante diez minutos en cada pie.

Resulta especialmente eficaz el tratamiento de la lengua, porque en ella se encuentran representadas todas las zonas del cuerpo, que responden rápidamente a ese tipo de presión.

A veces, el tratamiento incluye la presión de zonas distintas a los pies; por ejemplo, en los casos de asma o dolor de cabeza está indicada la presión en el paladar, con el que se corresponden también todos los órganos, tal como se especifica en los esquemas.

En todas las sesiones hay que beber un vaso de agua para ayudar a la desintoxicación. En todas las enfermedades se aconseja la dieta correspondiente.

El tratamiento se prolongará hasta que los síntomas experimenten una mejoría que se traducirá en la desinflamación de la zona tratada. Puede durar un día, una semana, un mes o más, en función de la gravedad, la reiteración del tratamiento y los niveles de congestión de los puntos presionados. Cuando los síntomas sean crónicos o persistentes, el tratamiento se prolongará todo el tiempo necesario, sin olvidar nunca que es totalmente compatible con otros tratamientos o medicaciones, nunca un sustituto. Si no hubiera mejoría, se consultará con el médico.

El sistema de tres puntos

Ofrecemos a continuación un método diario de diez minutos de duración, y otro de un minuto para elevar el tono vital, al que puede seguir el tratamiento indicado para cada enfermedad de las que aparecen en orden alfabético. El procedimiento es el siguiente:

1. Conecte con el color curativo.
2. Repita el pensamiento positivo o sustitutorio.
3. Comience la presión de los puntos de la Terapia Zonal.

El método de los diez minutos diarios

Todos queremos gozar de buena salud. No existe mejor regalo para los seres humanos que la energía, el entusiasmo y la luz que produce la salud perfecta. Una de las principales responsabilidades de las personas es el cuidado de su cuerpo y su psique, porque ambas se interrelacionan, de manera que la una afecta a la otra. El cuerpo es lo único que tenemos en un determinado momento de la vida, de modo que se trata de un elemento precioso e insustituible. Tanto si usted goza de buena salud como si se encuentra luchando contra una enfermedad, el método de los tres pasos diarios, a través de la Terapia Zonal, le ayudará a mantener un máximo de salud total.

Un tratamiento de diez minutos en tres pasos

Para resolver esos problemas de salud que nos atacan una y otra vez, es imprescindible cambiar nuestro estado mental, porque el cerebro es un ordenador que da órdenes al resto del cuerpo.

1. El arcoíris de la luz blanca

La luz blanca procede de la claridad solar, que es el rayo luminoso supremo, el color más importante para la sanación y la lucidez. La luz blanca actúa como un antiséptico que limpia el organismo. El blanco lleva en sí todos los colores. Puesto que las glándulas y los órganos del cuerpo tienen su color correspondiente, el blanco les proporciona una cantidad igual de todos los colores del espectro. Ningún otro color resulta tan beneficioso para el mantenimiento de la salud.

2. Pensamientos puros y positivos

El segundo paso consiste en repetir una afirmación de carácter positivo, para desechar las vibraciones negativas que bloquean la mente, invaden el organismo y son la causa de todas las enfermedades. Al concentrarse en una afirmación, la mente, que influye en todas las células del cuerpo, les envía vibraciones positivas que las reconducen a su adecuado funcionamiento. La repetición continua carga de energía los pensamientos porque las palabras, que están asociadas a la vibración de cada color, liberan la mente de los esquemas negativos que la bloquean. Hemos elegido las afirmaciones contando con que cada palabra tiene un color y con que su repetición refuerza la energía cromática asociada. Las afirmaciones vuelven a escribir los códigos que rigen las células, dirigiéndolas en el sentido de la alegría y la salud total.

3. La Terapia Zonal. El cuerpo es nuestro templo

El tercer paso consiste en tratar las zonas de los pies, es decir, en aplicar físicamente el tratamiento complementario de los aspectos mentales y espirituales. Para el tratamiento de diez minutos se han elegido nueve zonas en ambos pies, según los diagramas que vienen a continuación, con el fin de estimular los puntos correspondientes a los órganos y glándulas fundamentales para la salud. Las zonas se relacionan con las glándulas suprarrenales, tiroides, timo y pituitaria, el hígado, el bazo, el corazón, los ovarios y la próstata. Puede estar seguro de que al tratar esos puntos del cuerpo, tendrá usted el mundo a sus pies, y no olvide que si usted no está en condiciones de practicarlo, puede hacerlo cualquier persona.

Color curativo: BLANCO ARCOÍRIS

PRIMER PASO

Busque un lugar donde pueda sentarse con toda comodidad. Cierre los ojos y relaje todos sus músculos, mientras se concentra en la entrada y salida del aire que respira lentamente.

Imagine que se abre la parte alta de su cabeza y que un hermoso haz de luz blanca invade su organismo y lo llena de una brillante energía curativa. Dos minutos después —nunca más tiempo— imagine que los poros de su piel se abren y dejan escapar esa misma luminosidad, que comienza a envolver todo lo que le rodea, formando una nube de salud y seguridad.

SEGUNDO PASO: AFIRMACIÓN POSITIVA

Actitud mental y emocional negativa característica:

Me siento fracasado.
No gusto a los demás.
La gente no acepta mi forma de ser.
Soy un perdedor.

Mientras continúa esta meditación en el estado de energía curativa de la luz blanca, repita lo siguiente para su fuero interno durante dos minutos:

Pensamiento positivo permanente de sustitución

Amo la vida.
La vida es alegría y amor.
Yo me quiero; los demás también me quieren.
De ahora en adelante seré cada día más fuerte.

TERCER PASO: ESTIMULACIÓN ZONAL

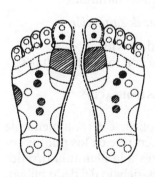

En este momento, con los ojos cerrados, está usted en condiciones de tratarse los dos pies, incorporando los nueve puntos de presión.

Comience con los correspondientes a la pituitaria, que es una glándula de gran poder sanador, imprescindible para lograr una salud total. Luego trabaje los puntos correspondientes a las glándulas tiroides y paratiroides, que son también muy importantes. Pase después a los puntos de las glándulas suprarrenales, del timo y del sistema nervioso. Finalmente, compruebe el hígado y los riñones, y trátelos si muestran una fuerte sensibilidad. Continúe las presiones, aunque sienta dolor al principio. A medida que su estado sea más saludable, el tratamiento diario se hará mucho más placentero. Mientras trabaja los nueve puntos, vuelva a los pasos 1 y 2, de modo que durante los últimos seis minutos unifique y armonice los tres pasos.

Tratamiento de un minuto para elevar el tono vital

Este método rápido se empleará cuando sentimos desfallecer nuestra energía. Consta también de tres pasos, que pueden practicarse al mismo tiempo.

Color curativo: ROJO BRILLANTE

PRIMER PASO

Imagine u observe el color rojo durante todo el minuto.

SEGUNDO PASO: AFIRMACIÓN POSITIVA

Piense que la sensación de fatiga es la forma que tiene la naturaleza de comunicarnos que necesitamos un respiro, de donde podemos deducir que sus ritmos no son los adecuados, es decir, que tiene usted un déficit en los tiempos de expansión-contracción de su organismo.

Actitud mental y espiritual negativa característica

Pérdida de confianza en las cosas naturales.

Pensamiento positivo permanente de sustitución

Confío en el desarrollo de la vida.
De ahora en adelante vibraré siempre con los ritmos vitales.

TERCER PASO: TERAPIA DE ESTIMULACIÓN

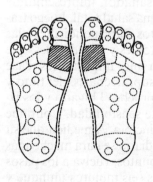

Si puede aplicarse el tratamiento de los pies, concéntrese en los puntos correspondientes a la glándula tiroides en ambos pies, debajo del dedo pulgar.

Si no puede hacerlo, aplíquese el tratamiento en las orejas, porque también en ellas están representadas todas las zonas del cuerpo. Tome el borde de la oreja y, empezando desde arriba, aplique una fuerte presión con el pulgar y el índice. Continúe la presión suave pero firme en el lóbulo de la oreja.

Cómo meditar con el color

A lo largo de este libro reiteraremos la importancia vital de la mente consciente e inconsciente para el bienestar y la salud. De momento hemos visto que uno de los mejores remedios es la meditación que nos mantiene en contacto con la fuente original. Existe una ley universal, con su propia lógica, a la que todos nos encontramos sujetos, pero la vida en una sociedad de reglas humanas nos aparta de ella. Gracias a la meditación podemos volver a conectarnos. En este caso no importan las creencias, ni siquiera el hecho de profesar una religión, porque la ley natural nos afecta a todos.

LA MEDITACIÓN DEL COLOR

Póngase ropa cómoda y evite todo aquello que pueda perturbarle. Sentado o tumbado, con las rodillas dobladas y los pies descansando relajados sobre el suelo o la cama, cierre los ojos y busque con la imaginación una sensación de paz y tranquilidad que llene todo su cuerpo. Respire con suavidad, completamente relajado.

Lentamente, comience a imaginar con los ojos de la mente una serie de colores hermosos, que llenan todo lo que lo rodea y se introducen en su organismo a medida que usted abre al exterior su universo interno. Imagine que se abre la parte superior de su cabeza y se introduce por ella un haz luminoso de luz coloreada. Elija el azul, el rojo o el amarillo, en función de sus necesidades. Si no está tratando una enfermedad concreta, puede elegir la luz blanca o el color que más le agrade.

Cuando el color entre por su cabeza, piense en una cascada de estrellas que se esparce y se introduce en su cuerpo. Notará una sensación cálida y dulce. Cuando se sienta lleno de ese hermoso color, piense que desciende por su columna vertebral y comienza a impregnar todas las células de su organismo.

Una vez que experimente la sensación de que el color invade todo su cuerpo, piense en sus ojos y véalos llenos también de ese color. Entonces notará que los ojos se vuelve ligeros y se agitan en los párpados, llenos de un líquido cromático saludable.

Deje que la luz recorra arriba y abajo su cerebro y que penetre profundamente, filtrando todas las impurezas y las zonas oscuras. La mente está ya quieta y tranquila. El cuerpo se encuentra lleno del hermoso color curativo. Comienza a sentir que se le expanden los poros de la piel y filtran una luz que toca con suavidad su rostro y rodea todo su cuerpo. Lo acaricia, lo protege como un halo luminoso, como un vapor suave y colorido.

Si trabaja con un determinado aspecto de la salud, repita las afirmaciones del pensamiento positivo asociadas a su problema. Insista en los pies, las orejas, las manos y la cara. Concéntrese en las técnicas de la Terapia Zonal.

Para salir del estado de meditación, imagine que se le cierra la parte alta de la cabeza; le ayudará a conservar la corriente de luz. Respire hondo, siga respirando hasta contar cuatro, aguante la respiración hasta contar dieciséis, relájese y respire contando hasta ocho. Repita dos veces el ejercicio.

Las dos últimas respiraciones conducirán al cerebro el oxígeno que necesita para aterrizar de nuevo. Frótese las manos rápidamente hasta que las sienta que le hormigueen.

La meditación del color nos abre la mente y favorece el bienestar físico. Basta con que emplee un poco de su tiempo en esta relajación profunda, para que todo su organismo se predisponga a la salud y la ayuda.

Siempre que sea posible, trate de encontrar todos los días una oportunidad de meditar. La mejor hora suele ser por la mañana, antes del comienzo de las actividades cotidianas, o a última hora de la tarde. El contacto contidiano con sus niveles físico y mental le proporcionará beneficios evidentes y rápidos, porque se trata de una forma excelente de conectar con la energía que le inspira. Por otra parte, conectará con zonas de su cuerpo cuya existencia nunca había experimentado y encontrará nuevos estímulos vitales, porque introducirá un nuevo canal de energía cósmica en su vida. Inmediatamente se producirán cambios que le permitirán una acción clara y positiva. La meditación lo pondrá en contacto con partes fundamentales de sí mismo y le permitirá recuperar el sentido de la unidad de su ser.

A medida que se desarrolla el proceso, sentirá los efectos acumulativos de la revitalización de las glándulas en su organismo, ya que la enfermedad está causada por la desviación de las leyes universales de causa y efecto, y al rectificar este estado de cosas, rectificamos también el malestar. Comprobará también que el cuerpo responde siempre positivamente cuando nos ocupamos de él. Desarrollará la capacidad de crear corrientes de energía positiva, que le ayudarán a recorrer los caminos de la sabiduría.

El abecedario de las enfermedades más comunes

Veremos a continuación un abecedario con las principales enfermedades y los consejos correspondientes para conocer su procedencia y aliviarlas.

AFTA
COLOR CURATIVO: VERDE

Esta enfermedad produce un estado de debilidad muy grave, cuya mejoría debe comenzar por eliminar los productos lácteos.

Actitud mental y emocional negativa característica
Eliminar:

Sentimientos de estar explotada como mujer.
Infelicidad con la pareja.

Cólera.

Pensamiento positivo permanente de sustitución
Visualice el VERDE *y repita:*

Soy capaz de sentir *felicidad.*
Disfruto con mi condición *sexual femenina.*

Zona de tratamiento

La mayor parte del tratamiento se aplicará a las zonas del sistema urinario, la vejiga, los riñones, el ano y la vagina, hasta eliminar todas las partes sensibles al dolor. Aplique un masaje a los ovarios, el estómago, el colon sigmoide, las suprarrenales, el páncreas y el tiroides. Trabaje también la glándula pituitaria para estimular todo el organismo.

ALCOHOLISMO

Color curativo: Azul añil

En el plano físico, el alcohol deteriora gravemente el hígado, los riñones, el sistema nervioso y las células del cerebro. Es muy importante subrayar los estados emocionales subyacentes, es decir, las principales razones que impulsan a beber, a buscar en el alcohol una forma de encubrir ciertos conflictos que están en la raíz de nuestras experiencias pasadas. La terapia en este caso consistirá en aumentar la disciplina personal, el vigor y la fuerza de voluntad que nos proporcione el convencimiento de que somos capaces de construirnos una vida nueva en la que no haya espacio para el alcohol.

Actitud mental y emocional negativa característica
Eliminar:

Mi vida carece de estructura.
La vida me ha derrotado.
No valgo para nada.
Es mejor aturdirse.
Nadie me quiere.

Pensamiento positivo permanente de sustitución.
Visualice el color azul añil y repita:

Los demás no deben organizar mi vida.
Yo soy perfectamente capaz de estructurarla y crear
un universo personal de amor y aceptación.
Yo me quiero.

Zona de tratamiento

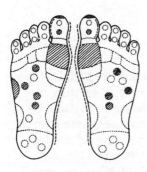

Los órganos y las glándulas más importantes en este caso son el hígado, los riñones, la vesícula, el bazo, el timo, el tiroides, las suprarrenales y la pituitaria, pero conviene trabajar también otras glándulas y órganos para que funcionen al cien por cien y para desintoxicar por completo el cuerpo.

ALERGIAS
COLOR CURATIVO: AMARILLO

Las alergias se eliminan con mucha dificultad porque son el síntoma de que los sistemas orgánico y glandular no funcionan de forma adecuada, lo que produce la intolerancia de los órganos y las glándulas a ciertas sustancias. Estimule todas las zonas para limpiar completamente el organismo, y si hay comidas que le sientan mal empiece por eliminarlas de su dieta.

Actitud mental y emocional negativa característica
Eliminar:

Desconfianza.
Rechazo de la vida en todos sus aspectos.
Rabia contra el mundo.
Alergia a las creencias de los padres.

Pensamiento positivo permanente de sustitución.
Visualice el AMARILLO *y repita:*

No tengo que hacerme cargo de todos los
problemas ajenos.
Puedo aceptar las cosas buenas que el mundo
me ofrece y rechazar las malas.

Zona de tratamiento

Los órganos y las glándulas principales son la pituitaria, el tiroides, los riñones, el hígado, el timo, las suprarrenales y el sistema nervioso. Concéntrese especialmente en la eliminación de las zonas dolorosas.

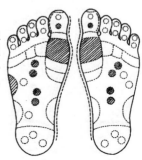

ANEMIA
Color curativo: Rojo

La causa de la anemia suele estar en una falta de hierro en la sangre y en el almacenamiento en el bazo. Cuando no se corrige en sus primeros síntomas, puede dar lugar a un trastorno más grave: la anemia perniciosa. Si se trata de una anemia muy fuerte, debe usted consultar inmediatamente al médico. Las mujeres sufren mayores trastornos de este tipo porque necesitan más hierro. La lechuga, el hígado, las lentejas y los mejillones son alimentos ricos en este mineral. Se necesita también cierta dosis diaria de vitamina C para asimilarlo.

Actitud mental y emocional negativa característica

La sangre es la fuerza vital del cuerpo, por eso sus trastornos significan una pérdida de poder en algún aspecto de la vida.

Eliminar:

Sentimientos de inferioridad.
Pérdida de la voluntad de vivir.

Pensamiento positivo permanente de sustitución
Visualice el rojo *y repita:*

Tomaré todo lo que me corresponde con fuerza y vigor.

Aprovecharé todos los días de mi vida.

Zona de tratamiento

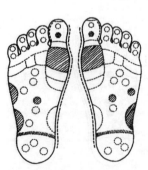

Trabaje especialmente la zona correspondiente al bazo, rotando con el pulgar. El bazo tiene un gran efecto en el intestino, así que conviene presionar también las zonas correspondientes al colon ascendente y descendente, el hígado y las glándulas tiroides, pituitaria y suprarrenales. Este tratamiento le proporcionará un estímulo muy eficaz para la recuperación.

ÁNGINA DE PECHO
COLOR CURATIVO: VERDE

Es un tratamiento muy sencillo, que resulta bastante eficaz para disminuir el miedo a un ataque cardiaco. Funciona descongestionando las zonas que afectan al corazón y calmando el sistema nervioso. La consulta con el médico es imprescindible.

Actitud mental y emocional negativa característica

La angina de pecho es un aviso de que asumimos más trabajos de los que razonablemente podemos abarcar.

Eliminar:

La incapacidad para hacer las cosas con tranquilidad.
Un corazón cansado.

Pensamiento positivo permanente de sustitución
Visualice el VERDE y repita:

Hay un tiempo y un lugar para todo.
Soy capaz de seguir el *fluir* de la existencia
con naturalidad.

Zona de tratamiento

Corazón y pulmones, sistema nervioso, glándulas suprarrenales, timo, tiroides y pituitaria. Puede resultar más conveniente aplicar el tratamiento en las manos.

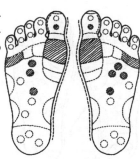

APOPLEJÍAS
COLOR CURATIVO: AMARILLO

Las apoplejías pueden ser el resultado de situaciones de tensión y ansiedad. Por regla general, ocurren cuando la tensión elevada causa un coágulo en el cerebro, en cuyo caso, la zona afectada del cuerpo queda sin movimiento y los músculos se paralizan. Para prevenir esta enfermedad es imprescindible que aprenda a no dar a las cosas más importancia de la que tienen. La clave en este caso es la glándula pituitaria, pero también deben tratarse las restantes glándulas y órganos. Conviene comenzar el tratamiento inmediatamente después de la crisis. Si no puede hacerlo solo, pida ayuda a un familiar o persona allegada.

***Actitud mental y emocional negativa característica
Eliminar:***

Miedo a morir.
Deseo de evadirse del mundo en un instante.
Miedo a sufrir.

***Pensamiento positivo permanente de sustitución
Visualice el* AMARILLO *y repita:***

Creo en el proceso vital.
Aprendo a pedir la ayuda que necesito.
Me encuentro en un *viaje continuo*
hacia la *eternidad*.

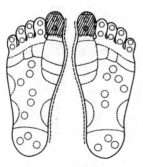

Zona de tratamiento

Trate la zona de la pituitaria y continúe por toda el área del pulgar, cuya punta representa el cerebro. Aplique un masaje en el dedo hacia abajo, por los lados y la parte lateral. Concéntrese en el pulgar contrario a la parte afectada de su organismo. Si es posible, presione también el resto de las glándulas y los órganos.

ARTRITIS

COLOR CURATIVO: NARANJA

La *artritis* se debe a un exceso de acidez en el cuerpo, que produce además una fuerte congestión en los riñones. Lo primero que se debe hacer en este caso es cambiar de dieta, prescindiendo de los alimentos demasiado ácidos, por ejemplo, del ácido úrico (carnes rojas), los lácteos (leche) y los cítricos. Para purificar el organismo, póngase una cucharada de melaza, otra de vinagre de sidra y otra de miel en una taza, añada agua tibia y remuévalo antes de tomarlo. Hágalo dos veces al día. Debe hacer también todo el ejercicio físico que pueda, sobre todo el que le ayude a mover las articulaciones.

Actitud mental y emocional negativa característica

El aspecto emocional del problema suele tener su origen en una temprana rivalidad entre hermanos que da pie a los celos. Luego, la experiencia del paciente es que la vida no le ha dado la parte que le correspondía.

Eliminar:

Falta de aceptación.
Resentimiento.
Falta de sinceridad.
Hago cosas contra mi voluntad.

Pensamiento positivo permanente de sustitución
Visualizar el NARANJA *y repetir:*

Puedo olvidar los agravios del pasado.
Soy capaz de *aceptar* la realidad y sentir *alegría.*

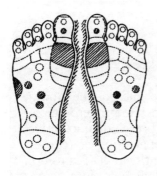

Zona de tratamiento

Riñones y glándula tiroides. A través de los riñones se elimina la acidez, y el tiroides ayuda a controlar el sistema nervioso y aliviar las tensiones que subyacen a este trastorno. Conviene tratar también el hígado, la vesícula, las glándulas suprarrenales, el bazo, la válvula ileocecal, la pituitaria, y la zona de la espalda, los hombros y las caderas.

ASMA
Color curativo: Naranja

El *asma* se debe a un mal funcionamiento de las glándulas suprarrenales y del sistema nervioso. Al igual que los catarros, los problemas nasales y bronquiales y la fiebre del heno aparecen asociados a problemas de mala respiración. En ese caso se aconseja visitar a un otorrinolaringólogo.

Actitud mental y emocional negativa característica

El asma puede proceder de una transferencia emocional al niño de la ansiedad de la madre. De ahí que curar a la madre sea en realidad curar al hijo.

Eliminar:

LImitación.
Exceso de responsabilidad.
Exceso de preocupación por agradar a los demás.

Pensamiento positivo permanente de sustitución
Visualice el naranja *y repita:*

No descuidaré *mis* cosas para preocuparme
de las cosas de otros.
Tengo libertad para hacer lo que *quiero*.

Zona de tratamiento

Zona de las suprarrenales, la pituitaria y el tiroides, y sistema nervioso. También se tratarán los bronquios, los senos nasales y los pulmones.
Además, presione firmemente el paladar con el pulgar durante tres minutos, luego descanse uno y repita. Con el mango de un cepillo de dientes presione la lengua, comenzando por la parte de

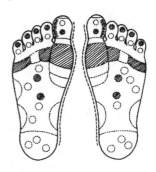

atrás y teniendo cuidado de no provocarse una arcada. Presione toda la superficie de la lengua, hasta la punta, durante tres minutos. Hágalo dos veces al día.

Finalmente, muérdase la punta de la lengua (relacionada con la zona de los bronquios) siempre que se acuerde.

BRONQUITIS
COLOR CURATIVO: AZUL AÑIL

La bronquitis afecta a la respiración. La Terapia Zonal Cromática ayuda a eliminar la congestión bronquial y pulmonar. Conviene complementarla inhalando bajo una toalla vapores de cualquier sustancia balsámica hervida en una cazuela. Hágase dos o tres veces por semana.

Actitud mental y emocional negativa característica

Los bronquios, encargados de enviar el aire a los pulmones, representan los caminos de la vida personal. Su inflamación origina una vida bloqueada.

Eliminar:

Congestión en el camino del éxito.
Encierro en uno mismo.
El mundo como *prisión*.

Pensamiento positivo permanente de sustitución
Visualice el AZUL AÑIL *y repita:*

Puedo moverme en la vida dispuesto a encontrar
esperanza y *entusiasmo*.

Zona de tratamiento

Especialmente los bronquios y la zona del tórax. Para aumentar la salud general, trabaje también el tiroides, la pituitaria y las glándulas suprarrenales, el hígado, los riñones, el bazo y el páncreas. Puesto que la punta de la lengua guarda una relación especial con los bronquios, resulta muy eficaz morderla varias veces al día.

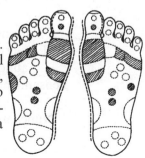

CÁNCER
COLOR CURATIVO: VERDE

Esta técnica será complementaria de cualquier otra que le estén aplicando contra esta enfermedad. Sin interrumpir su tratamiento, puede estimular sus órganos y glándulas, aunque no sean los afectados, para resistir mejor la radioterapia y la quimioterapia. Recuerde que esta última destruye las células, y que la estimulación orgánica y glándular favorece la creación rápida de células nuevas. No se limite a pensarlo, hágalo; en esta situación necesita reunir fuerzas para vencer la enfermedad.

Precauciones en la aplicación del tratamiento cromático

Es necesario que medite a diario, imaginando el color verde, tal como se explica en el capítulo 4. No obstante, el verde debe utilizarse módicamente cuando se trata de un diagnóstico maligno, por eso conviene que lo visualice solo diez minutos al día, en una sola sesión o dividido en varias sesiones. El verde restaura la estabilidad de las células que crecen fuera de control, pero cuando se abusa de él, puede surtir un efecto letárgico sobre las células sanas.

Actitud mental y emocional negativa característica
Eliminar:

Excesiva aceptación de todo.
Indefensión.
Autonegación. La vida solo se soporta.
El cuerpo tiene que moverse sin descanso,
aunque sea para generar un *cáncer*.
Pensamiento positivo permanente de sustitución
Visualice el VERDE y repita:
Nunca me negaré la experiencia de una vida
plena y activa.

Zona de tratamiento

Trabaje todos los puntos de los pies, especialmente los correspondientes a los pulmones, el tórax, las glándulas tiroides y pituitaria, el hígado, el páncreas, los riñones y las glándulas suprarrenales, durante al menos diez minutos en cada pie, veinte minutos de tratamiento en total. Si no puede hacerlo usted mismo, busque una persona que pueda ayudarle. Puede aplicarse la presión también en la lengua con la ayuda del mango de una cucharilla, desde la punta hasta la parte trasera, evitando provocarse arcadas.

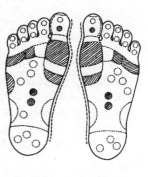

Tratamiento cromático de los tumores

Para las personas que tienen tumores se aconseja el siguiente tratamiento:

TUMORES CANCEROSOS
Color curativo: Azul añil

La intención es conseguir que el paciente se concentre en los tumores dispersos de cualquier tipo. Cierre los ojos, como en la meditación que hemos descrito en el capítulo 3, e imagine que se introduce en su corriente sanguínea un ejército de guerreros de color azul añil y que se filtra en el tumor. Puede imaginar este ejército a su gusto, como un grupo de pececillos voraces que todo lo devoran o de soldados armados de lanzas para romper los tumores. Visualice a estos desatrancadores que detectan y destruyen los tumores, acompañados de una especie de ducha verde que limpia todo su organismo por dentro, liberándolo de todo tipo de impurezas.

Necesita adoptar una actitud positiva, de intensa esperanza en el éxito final.

CÁNCER DE MAMA
COLOR CURATIVO: AZUL AÑIL

Como complemento al tratamiento general que aparece bajo el epígrafe «Cáncer» en las páginas anteriores, se seguirá este más específico. Cuando se está recibiendo un tratamiento quimioterapia, es muy importante visualizar el color curativo durante las sesiones. Recuerde siempre que la Terapia Zonal Cromática complementa pero no sustituye al tratamiento médico normal.

Actitud mental y emocional negativa característica
Eliminar:

Frustración
Desconocimiento de nosotros mismos.
Convencimiento de que se nos quiere por lo que
hacemos, no por lo que somos.
Irritación extrema.
Exceso de trabajo.

Pensamiento positivo permanente de sustitución
Visualice el AZUL AÑIL y repita:

El mundo es mi hogar.
Este lugar es mío, y el Universo lo acepta.
Acepto que necesito un descanso.

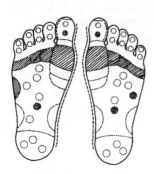

Zona de tratamiento

Las zonas más adecuadas son los pulmones, los bronquios y el pecho. Es muy importante mantener al cien por cien el funcionamiento de las glándulas y los órganos del cuerpo para luchar contra la enfermedad y producir células nuevas y sanas lo antes posible. Concéntrese en la pituitaria y el tiroides, así como en el hígado, los riñones y el bazo.

CASPA
Color curativo: Morado

La mezcla de contaminación atmosférica y transpiración del cuero cabelludo produce una capa escamosa que se deposita en el cráneo. Hay que lavar el pelo con regularidad y cepillar enérgicamente todos los días para limpiarlo de polvo e impurezas.

Apliquese un masaje todas las noches usted mismo o, lo que es aún mejor, pida que se lo aplique otra persona, frotando el cuero cabelludo con glicerina y aceite en cantidades iguales.

Necesita comer mucha verdura y fruta fresca, y tomar ocho vasos de agua pura al día.

Actitud mental y emocional negativa característica
Eliminar:

Problemas y conflictos sin resolver.
Ansiedad.
Falta de reconocimiento por parte de los demás.
No expresa ni su inteligencia ni sus dotes.

Pensamiento positivo permanente de sustitución
Visualice el MORADO *y repita:*

Mis ideas son claras y brillantes.
Es delicioso recibirlas.

Zona de tratamiento

Para estimular el cuero cabelludo, hay que rascarlo con energía durante unos quince minutos diarios, repartidos por toda la cabeza, con el fin de excitar las terminaciones nerviosas. El resultado le sorprenderá.

CATARATAS
Color curativo: Azul añil

El desarrollo de una catarata no puede detenerse una vez comenzado, pero se pueden reforzar otras partes del ojo, mediante la estimulación de los músculos y el nervio óptico. Por otra parte, estos ejercicios le ayudarán a tener un posoperatorio fácil y cómodo cuando decida operarse.

Elimine los productos lácteos de su dieta.

Actitud mental y emocional negativa característica
Eliminar:

Negación a ver el futuro.
Pesimismo.

Pensamiento positivo permanente de sustitución
Visualice el azul añil y repita:

Ahora veo con claridad.
Tengo fe, puedo mirar hacia delante
con anticipación y alegría.
Mi futuro está lleno de promesas.

Zona de tratamiento

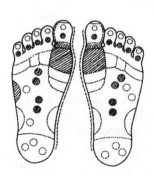

Tratando todas las articulaciones de los dedos estimulará todas las zonas del cuerpo, para eliminar las acumulaciones tempranas. Presione los riñones en la base de los dedos y pase después al hígado, las glándulas suprarrenales, el timo, el sistema nervioso, la pituitaria y el tiroides.

CATARRO
Color curativo: Naranja

En primer lugar, hay que consultar al médico para descartar obstrucciones nasales.

Intente respirar adecuadamente y siempre por la nariz, para filtrar el polvo y otras suciedades causantes del catarro.

Para prevenir el catarro, hay que limpiar todo el organismo y cuidar la dieta, desechando la «comida basura». Elimine los lácteos (en su lugar tome, por ejemplo, leche de soja o al menos descremada), el chocolate, los dulces y las galletas, porque todos estos alimentos producen mucosidad. En cambio, tome todas las ensaladas frescas que pueda y fruta y verduras a discreción. No olvide beber ocho vasos de agua mineral todos los días.

Actitud mental y emocional negativa característica
Eliminar:

Estrechez de miras.
Dependencia de cualquier cosa.
Ahogarse en un vaso de agua.

Pensamiento positivo permanente de sustitución
Visualice el* NARANJA *y repita:

Confío en el camino que he elegido.
Todo se desarrolla según un plan establecido.
Soy un ganador.

Zona de tratamiento

Trate las zonas que corresponden a los senos nasales, para eliminar toxinas y limpiar todo el organismo, centrándose en la pituitaria, el tiroides y el timo y el páncreas. Después trabaje las zonas correspondientes al hígado, riñones, válvula ileocecal, vegija, vesícula y colon.

CELULITIS
Color curativo: Amarillo

La *celulitis* se produce porque el organismo no elimina adecuadamente los residuos. Se necesita un proceso de desintoxicación basado en la dieta y la ingesta de grandes cantidades de agua. Coma fruta y verdura y haga ejercicio, especialmente con las piernas y los muslos, por ejemplo, la bicicleta y la escalada.

Si sigue usted estas recomendaciones y practica la Terapia Zonal Cromática, experimentará una mejoría inmediata.

Actitud mental y emocional negativa característica
Eliminar:

Acumulación de fracasos.
Acumulación de basura psíquica.
Fantasmas en el armario.
Miedo a ser sorprendido.

Pensamiento positivo permanente de sustitución
Visualice el AMARILLO *y repita:*

Mis errores son mis mejores maestros,
por eso los rectifico con amor y gratitud.

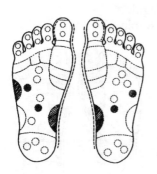

Zona de tratamiento

Para mantener el organismo limpio y libre de sustancias tóxicas hay que presionar las zonas correspondientes al hígado, riñones, bazo, vejiga, vesícula y sistema linfático.

CIÁTICA
Color curativo: Azul añil

Este trastorno enormemente doloroso comienza en la cadera y se extiende por la pierna, llegando en ocasiones incluso al tobillo. Se produce por la compresión y consiguiente inflamación del nervio ciático. Lo mejor es el calor, el descanso y la Terapia Zonal Cromática.

Actitud mental y emocional negativa característica
Eliminar:

Falta de profundidad.
Experiencias traumáticas.

Pensamiento positivo permanente de sustitución.
Visualice el AZUL AÑIL *y repita:*

Me deslizó por un *camino fácil.*
Me siento *tranquilo y comunicado.*

Zona de tratamiento

Trate el punto del hueso del talón, que se corresponde con el nervio ciático, y siga por todo el borde del pie, es decir, la columna vertebral, hasta eliminar todas las zonas dolorosas. Aplique un masaje intenso con el mango de una cuchara. En todas esas zonas estará presionando las terminales nerviosas de la ciática.

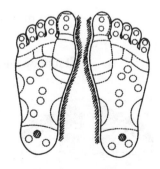

CIRCULACIÓN
COLOR CURATIVO: AMARILLO

Son muchas las personas que sufren de mala circulación y, en consecuencia, padecen de sabañones en invierno, e incluso en verano tienen los pies y las manos fríos. Como de costumbre, hay que consultar al médico, porque puede haber una grave carencia de hierro.

La dieta necesita enriquecerse de proteínas y de frutas y verduras frescas. La importancia del ejercicio es vital. Si no puede hacer otra cosa, basta con una caminata enérgica practicada a diario.

***Actitud mental y emocional negativa característica
Eliminar:***

Falta de alegría en la vida.
Nunca me ocurre nada especial.
No tengo adónde ir.
Nadie me acoge.

***Pensamiento positivo permanente de sustitución
Visualice el AMARILLO y repita:***

Puedo moverme con soltura y alegría al ritmo
de mi sangre.

El mundo entero es la concha que me resguarda.

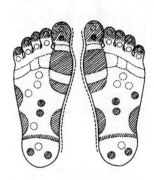

Zona de tratamiento

Para aumentar la circulación hay que trabajar el hígado, los riñones, las glándulas suprarrenales, el páncreas, el bazo y el tiroides, la pituitaria, la próstata o los ovarios, la vejiga y el colon. Aplique la presión en las yemas de los dedos para estimular la circulación de todo el cuerpo.

Con un cepillo suave de alambre aplíquese golpecitos en los brazos, partiendo de las manos, y las piernas, partiendo del empeine, durante unos minutos, por la mañana y la tarde, siempre de abajo arriba. Aplique un masaje a las orejas, cogiéndolas entre el pulgar y el resto de los dedos, unos momentos todos los días (todos los órganos y glándulas tienen terminaciones en las orejas). Este tratamiento mejorará todo el sistema nervioso.

CISTITIS
COLOR CURATIVO: AMARILLO

Puesto que la cistitis es un trastorno del sistema urinario, resulta muy útil beber toda el agua caliente que pueda.

Actitud mental y emocional negativa característica
Eliminar:

Estoy harto de la vida.
Me siento superado por las circunstancias.

Pensamiento positivo permanente de sustitución
Visualice el* AMARILLO *y repita:

Estoy resuelto a sentirme yo mismo y a defender
mi sitio con firmeza.

Zona de tratamiento

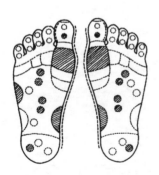

Trabaje las zonas correspondientes a la vejiga, los riñones, la región de los ovarios, el hígado, las suprarrenales, el timo y el sistema nervioso. Insista en las áreas dolorosas, especialmente en los riñones y la vejiga, hasta que no estén sensibles al tacto.

Presione también el tiroides y la pituitaria para estimular la circulación y el ánimo.

Repítalo dos veces al día durante quince minutos cada vez.

Presione la lengua con el mango de una cuchara grande, especialmente en la zona central, durante treinta segundos, descanse diez y repita. Hágalo cuatro veces.

COLESTEROL
Color curativo: Amarillo

La dieta es el factor más importante para mantener adecuadamente la dosis de colesterol en la sangre, que afecta principalmente al corazón y la circulación, aunque también intervienen otros órganos y glándulas.

Las fuentes principales de colesterol son los alimentos que contienen grasas, como la mantequilla, el chocolate, la carne y los fritos. Elimínelos de su dieta y reduzca también la ingesta de ciertas proteínas; coma pescado a la plancha y pollo, y asegúrese de que el 90 por ciento de su dieta se basa en las verduras y la fruta. Beba ocho vasos de agua pura diarios.

Si, aun así, tiene el colesterol alto, consulte a su médico.

Actitud mental y emocional negativa característica
Eliminar:

Falta de entusiasmo.
Insatisfacción continua.
Miedo a arriesgarse.
Nada funciona bien en mi vida.

Pensamiento positivo permanente de sustitución
Visualice el AMARILLO ***y repita:***

Todas las puertas están abiertas para mí.
Ha llegado mi momento.
Participo en la vida y me muevo con *esperanza y felicidad*.

Zona de tratamiento

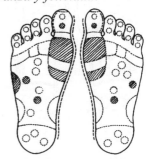

Presione las zonas correspondientes al tórax y el corazón, así como las glándulas tiroides y pituitaria para estimular todo el organismo. Trate los filtros corporales: el hígado, los riñones, el bazo, el páncreas y la vesícula.

CÓLICO
COLOR CURATIVO: AZUL

Los *cólicos* se deben a las impurezas que ingerimos a través de la comida y el agua. Si sospecha que está sufriendo un cólico, consulte a su médico. Mientras, puede aliviarse con la Terapia Zonal Cromática.

El estado del colon y la dieta son elementos de importancia vital. Elimine la «comida basura» por completo. Coma verduras, ensaladas y frutas suaves, tan frescas como sea posible. Beba ocho vasos de agua pura todos los días, que será mucho más eficaz si está caliente.

Actitud mental y emocional negativa característica
Eliminar:

Agitación.
Aguantar demasiado el dolor.
Hacer siempre los trabajos menos agradables.
Ser un mártir.

Pensamiento positivo permanente de sustitución
Visualice el AZUL ***y repita:***

Me doy permiso para *reir*.

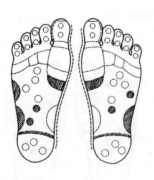

Zona de tratamiento

Trabaje las zonas del colon y los órganos de la digestión, el hígado, los riñones, el bazo, el páncreas, la válvula ileocecal y, en general, todas las glándulas.

Si tiene que tratar el cólico en un niño, hágalo en las palmas de las manos y en todas las zonas del pie, salvo en los dedos.

COLITIS
Color curativo: Azul

Como en el caso del cólico, el órgano a tratar es el colon en todo su recorrido. Para facilitar la purificación, tome ocho vasos grandes de agua pura todos los días y tome una cucharada de melaza negra al menos dos veces diarias en una taza de agua caliente.

Actitud mental y emocional negativa característica
Eliminar:

Inflamación emocional.
Me enferma aguantar la insinceridad.
Todos esperan demasiado de mí.
Obsesionado por el trabajo.

Pensamiento positivo permanente de sustitución
Visualice el AZUL *y repita:*

Estoy bien como soy.
La vida puede ser fácil y agradable.
Vivo en Paz.

Zona de tratamiento

Trátense las tres áreas del colon, sigmoide, ascendente y descendente, y las correspondientes al hígado, los riñones y la vejiga.

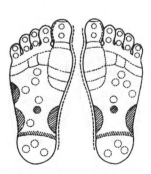

CONJUNTIVITIS Y TRASTORNOS OCULARES

COLOR CURATIVO: AZUL AÑIL

Para ejercitar los ojos, llene el lavabo de agua limpia y fría, tome aire y, con los ojos abiertos, meta la cara en el agua durante unos cuantos segundos. Sin cerrar los ojos, muévalos alrededor en ambas direcciones. La mejoría será inmediata.

Descanse la vista, y no vea la televisión ni vaya al cine hasta que se haya curado.

Actitud mental y emocional negativa característica Eliminar:

Vivir es doloroso.
Todo me cuesta mucho esfuerzo.
Me niego a ver la situación.

Pensamiento positivo permanente de sustitución Visualice el AZUL AÑIL y repita:

Mi vida me parece bien.
Yo me parezco bien.
Solo veo belleza en mí y en mi vida.

Zona de tratamiento

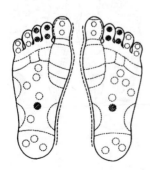

Trabaje los puntos situados debajo de los dedos y la zona correspondiente a los riñones, que se encuentra estrechamente asociada a los ojos. Mantenga la presión todo lo que pueda. Si lograr mantenerla un minuto, es que lo está haciendo muy bien.

DEPRESIÓN

COLOR CURATIVO: AMARILLO

En primer lugar, hay que identificar lo que nos deprime y enfrentarse a ello, y luego tener voluntad de cambiarlo de la mejor manera posible.

Resulta imprescindible estimular el entusiasmo y las ganas de luchar, pero el paciente necesita dedicar a ello todas sus fuerzas.

Actitud mental y emocional negativa característica
Eliminar:

La vida está estancada.
Irritabilidad reprimida que produce un dolor extremo.
Inmovilidad.
Estaticidad.
Vida desprovista de color.

Pensamiento positivo permanente de sustitución
Visualice el AMARILLO *y repita:*

Siento que la alegría burburjea dentro de mí.
Las cosas son brillantes y hermosas.
Me siento bien cuando me muevo al *ritmo* de la *vida*.

Zona de tratamiento

La depresión afecta a todo el sistema glandular. Trabaje los puntos de la pituitaria, el tiroides, las suprarrenales, el sistema nervioso, el páncreas, el bazo, el hígado, los riñones y el timo.

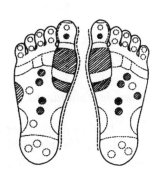

DIABETES

COLOR CURATIVO: AMARILLO

La *diabetes* se debe a un mal funcionamiento del páncreas en la producción de insulina. Puede desarrollarse a cualquier edad, a veces se manifiesta ya antes de los treinta años. El tratamiento consiste en seguir una determinada dieta e inyectarse insulina. Algunos de los síntomas principales son: la sed, la vista borrosa, el cansancio, la irritación en la zona genital y la pérdida de peso.

La Terapia Zonal puede ayudar a los diabéticos a condición de que sigan un tratamiento médico. Si ya está tomando insulina, debe tener en cuenta que la dosis de insulina que el páncreas suministre a la corriente sanguínea vendrá a sumarse a la que ya ha tomado y habrá que adoptar ciertas medidas para evitar una crisis, por eso debe seguir el consejo de su médico, que le recomendará tomar una dosis extra de azúcar.

Actitud mental y emocional negativa característica
Eliminar:

Falta de dulzura en la vida.
Falta de control sobre los acontecimientos.
Decir siempre sí a todo el mundo.

Pensamiento positivo permanente de sustitución
Visualice el AMARILLO *y repita:*

Aumentaré mi potencia y probaré el dulce sabor
de decir *no*.
Poseo la sabiduría de conocer cuáles son
mis necesidades.

Zona de tratamiento

Trate el páncreas, pero recuerde que debe hacerlo con mucha suavidad y cuidado. Trabaje también la pituitaria, el tiroides, los riñones, las suprarrenales y las zonas de los ojos y los oídos.

Presione toda la zona alta de los dedos, con el pulgar y el índice aplique un masaje en ambos oídos, buscando las zonas sensibles al dolor.

Con el mango de una cuchara grande presione toda la lengua, especialmente los laterales.

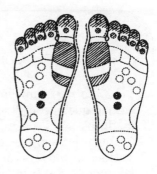

DIARREA
COLOR CURATIVO: AZUL AÑIL

La *diarrea* es un síntoma de mal funcionamiento del aparato digestivo que puede aliviarse con algunos alimentos como los plátanos maduros.

Haga ejercicios con el estómago, metiéndolo y sacándolo con todas sus fuerzas mientras anda, sentado o de pie, tumbado en el suelo o en la cama. Si persevera en el ejercicio, notará enseguida los resultados.

Actitud mental y emocional negativa característica Eliminar:

No sé qué hacer conmigo mismo.
La vida se me escapa de las manos.
Miedo a la muerte.
Rechazo de sí mismo.

Pensamiento positivo permanente de sustitución Visualice el AZUL AÑIL *y repita:*

Mi cuerpo trabaja a su ritmo y a su manera.
Hay tiempo de sobra para *lo que tengo que hacer.*

Zona de tratamiento

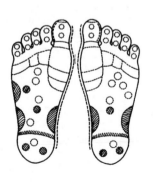

Presione con energía la zona sacrolumbar (situada al final de la espalda) durante unos treinta segundos, descanse luego unos segundos y repítalo varias veces al día.

Trabaje con el colon, ascendente, descendente y sigmoideo.

Luego presione los riñones y la vejiga, los ovarios o la próstata, el hígado y la vesícula.

DOLORES DE CABEZA
COLOR CURATIVO: AZUL AÑIL

Aunque los laboratorios farmacéuticos suelen ofrecer un solo remedio para el dolor de cabeza y los síntomas asociados, este trastorno se presenta con grandes variaciones. La jaqueca puede presentarse con un dolor relativamente sordo o con punzadas, mientras que otros se manifiestan más agudos. Algunos se sienten en las zonas periféricas de la cabeza; otros, más profundamente. Suelen aparecen más en un lado de la cabeza que en el otro; en la frente o en la nuca.

Pero en ningún caso debe quitarse con un simple analgésico, como quieren hacernos creer los laboratorios, porque los dolores de cabeza indican siempre la existencia de algún otro trastorno en el organismo o una tensión emocional; pueden estar asociados algunos de los órganos principales del cuerpo o algún trastorno de la vida familiar o de las relaciones sociales. Así pues, el tratamiento incluye las zonas del cuerpo donde puede estar la causa.

Al mismo tiempo necesitamos eliminar y sustituir las fuentes de tensión de las que intentamos defendernos con la «jaqueca». Mientras trabaje los puntos, piense en las actitudes emocionales negativas y de sustitución e imagine el color azul añil.

Actitud mental y emocional negativa característica

El dolor de cabeza es una forma de eliminar las tensiones del organismo de las que intentamos defendernos.

Eliminar:
No encuentro salida.
Restricciones.
Constante crítica de mí mismo.
Siento la sensación de darme con la cabeza
contra un *muro*.
Bloqueo.
Pensamiento positivo permanente de sustitución.
Visualice el *azul añil* y repita:

Soy perfecto
tal cual soy.
También los demás son perfectos tal cual son.
Creo que puedo *expresarme* por completo,
sin *miedo* y sin *inquietudes.*

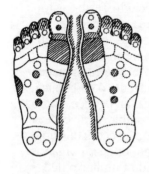

Zona de tratamiento

Presione las yemas de los dedos para tratar la zona de los ojos y los oídos. Continúe por la parte exterior del pulgar, en dirección al tobillo, que se relaciona con la columna vertebral.

Trabaje los puntos correspondientes a la pituitaria, el tiroides, el sistema nervioso, las suprarrenales, el hígado y los riñones. Trate toda la zona del cuello —conectada al dedo pulgar del pie— presionando arriba y abajo.

Preste especial atención a los puntos dolorosos, porque indican las zonas más importantes del organismo para la jaqueca. Cuando se trate de dolores que se repiten continuamente, insista durante un cierto periodo de tiempo, con asiduidad, especialmente en los puntos dolorosos, dejando aparte las zonas no relacionadas con este trastorno. Si desea un alivio inmediato, presione el paladar con el pulgar. Estimulará los nervios ópticos. Si le duele la parte izquierda de la cabeza, presione la parte izquierda del pie. Si el dolor aparece en mitad de la cabeza, presione el centro, etcétera.

DOLORES DE CADERAS
COLOR CURATIVO: NARANJA

Los *dolores de la pelvis* se deben a la artritis. Aunque a veces no hay más solución que la cirugía, si el caso no es muy grave, la Terapia Zonal Cromática produce resultados sorprendentes. Incorpore a su vida el tratamiento como el de hábito en la higiene de los dientes.

Actitud mental y emocional negativa característica

Puesto que la zona pélvica sostiene todo el cuerpo, este trastorno significa una carencia de apoyo en la vida.
Eliminar:

Falta de ternura con nosotros mismos.

Pensamiento positivo permanente de sustitución
Visualice el NARANJA y repita:

Me siento en armonía con el mundo y conmigo mismo.
Mi cuerpo está lleno de la divina sustancia
que le permite *crecer*.

Zona de tratamiento

Presione la zona de los hombros, que están vinculados a las caderas, especialmente las partes sensibles al dolor. Luego, haga lo mismo con los puntos dolorosos de la columna vertebral.

Debajo del hueso del talón (véase pág. 34), hay una zona relacionada con la cavidad pélvica. Trabaje desde la parte alta de la cavidad, que corre por la pierna derecha hasta el talón, hasta eliminar las zonas sensibles al dolor.

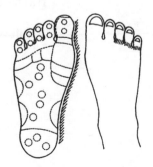

DOLORES DE MANDÍBULA
COLOR CURATIVO: VERDE

Algunos trastornos de la mandíbula pueden ser graves, pero aquí trataremos el trastorno como efecto de un estado de tensión general, que se manifiesta especialmente en la mandíbula y puede producir dolores y rechinar de dientes durante el sueño. Otra de las causas son las caries de los dientes.

Actitud mental y emocional negativa característica

La mandíbula refuerza la voluntad, por eso duele cuando existen sentimientos reprimidos e inexpresados.

Eliminar:

Represión, incapacidad para expresar
los sentimientos.
Poca voluntad.
Falta de fuerza.
Engaño.

Pensamiento positivo permanente de sustitución
Visualice el ENGAÑO y repita:

Transformo mis «No puedo» en «*Puedo*».
Mi vida está llena de luz.
Me muevo por la vida con un *corazón alegre*.

Zona de tratamiento

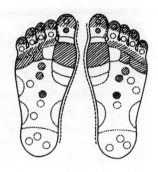

Presione con energía las yemas de los dedos, desde la punta hasta la articulación, hasta liberar la zona de congestiones. Pase a la zona de las plantas situada debajo de los dedos, que se relaciona con la mandíbula. Aplique un masaje hasta eliminar las partes dolorosas. Presione luego la pituitaria, los pulmones, el tórax, el tiroides, el timo, las suprarrenales y el sistema nervioso.

DOLORES DE LA RODILLA
Color curativo: Naranja

Lo primero que debe hacer es averiguar de dónde procede exactamente el problema, ¿sencillamente una artritis debida a la edad?, ¿un derrame sinovial?, ¿el cartílago? Cualquiera que sea el trastorno, el tratamiento de la rodilla es bastante simple.

Actitud mental y emocional negativa característica

La rodilla representa el mecanismo que nos permite
movernos en la vida.

Eliminar:

La vida no está bien organizada.
Miedo a tropezar.
Poca habilidad para afrontar las circunstancias.

Pensamiento positivo permanente de sustitución
Visualice el NARANJA *y repita:*

No tengo miedo a avanzar y formar parte
del *plan divino*, y lo haré con *soltura* y *felicidad*.

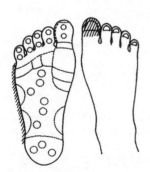

Zona de tratamiento

Comience por la punta del pulgar, descendiendo hasta la primera articulación, hasta eliminar las zonas dolorosas. Continúe el tratamiento de la misma forma en los restantes dedos. Pase luego a la palma y aplique un masaje al borde, desde la base del dedo meñique hasta casi el talón.

ENCEFALITIS MIÁLGICA
COLOR CURATIVO: AMARILLO

Los síntomas de este trastorno incluyen una debilidad y fatigas constantes y excesivas, dolores musculares, de la cabeza y las articulaciones y vértigo. Si trabaja con determinación y persistencia, la Terapia Zonal Cromática podrá aliviar muchos de esos síntomas.

Actitud mental y emocional negativa característica a eliminar:

Energías y pensamientos confusos.
Falta de dominio sobre las cosas.
Aislamiento.

Pensamiento positivo permanente de sustitución
Visualice el AMARILLO ***y repita:***

Me acepto como soy.
No hay nada malo en mí.

Zona de tratamiento

Parece que el estado de la glándula tiroides es un factor clave de esta enfermedad. Trabaje la zona correspondiente, y siga luego con la pituitaria, el timo, las suprarrenales y el sistema nervioso, para estimular todo el organismo. Finalmente, presione los puntos del hígado y los riñones.

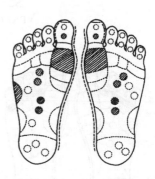

ENCÍAS
COLOR CURATIVO: AZUL

Las *encías inflamadas* y *doloridas* se caracterizan además por presentar un aspecto desagradable, por no mencionar los efectos tóxicos para las glándulas y otros trastornos generales del organismo.

Actitud mental y emocional negativa característica

Las encías son importantes, porque son el sostén de los dientes. Los dientes necesitan un apoyo sano, porque sirven para demenuzar la sustancia de la vida.

Eliminar:

Falta de apoyo a uno mismo.
Actitud *pesimista*.

Pensamiento positivo permanente de sustitución visualice el AZUL *y repita:*

Sé que puedo hacer lo que *deseo*.
Vivo *para mí* y para un *proyecto vital*.

Zona de tratamiento

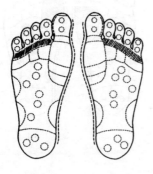

La zona que está debajo de los dedos relaciona los pies con el área de las encías. Presione buscando las partes sensibles para eliminar los dolores.

ENFERMEDAD DE ALZHEIMER:
COLOR CURATIVO: MORADO

Los trastornos comienzan con una pérdida gradual de la memoria. La terapia aplicada en los momentos iniciales puede frenar el desarrollo de la enfermedad, porque aumenta la circulación sanguínea del cerebro, pero no puede reparar las células definitivamente dañadas. En los estados muy avanzados, el paciente tendrá que recibir la ayuda de un pariente o un amigo para seguir el tratamiento.

Actitud mental y emocional negativa característica
Eliminar:

Necesito controlarlo todo, pero no puedo.
No quiero estar aquí, porque no sé enfrentarme a la vida.
Como no encuentro el camino,
prefiero la inconsciencia.

Pensamiento positivo permanente de sustitución
Visualice el MORADO y repita:

El mundo es un lugar seguro también para mí.
Estoy en el sitio perfecto y en el momento adecuado.

Zona de tratamiento

Los órganos y las glándulas principales del tratamiento son el cerebro, la glándula pineal y la pituitaria. Es muy importante elevar el tono general de todo el organismo. En este caso puede resultar más fácil ejercer la presión en los puntos de las manos.

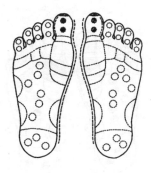

ENFERMEDAD DE PARKINSON
COLOR CURATIVO: VERDE

Por el momento no se conoce la forma de curar esta enfermedad, pero la conservación de las glándulas y los órganos en buen estado puede ayudar mucho al paciente. Aunque el tratamiento puede aplicarlo algún familiar o persona allegada, es el enfermo quien debe poner toda su voluntad y energía, además de mucha fe en su propia capacidad para mejorar, especialmente en los primeros momentos del desarrollo de la enfermedad.

Actitud mental y emocional negativa característica
Eliminar:

Pérdida de confianza en la vida.
Inseguridad.
Miedo al cambio.

Pensamiento positivo permanente de sustitución
Visualice el VERDE *y repita:*

El misterio de la vida es una de las cosas
más hermosas que puedo experimentar.
Disfruto las *oportunidades* que me ofrece *la vida.*

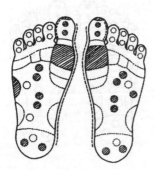

Zona de tratamiento

Comience estimulando la zona correspondiente al cerebro, las glándulas pineal y pituitaria, el tiroides, el sistema nervioso, las suprarrenales, los ovarios o la próstata. Pase luego al hígado, los riñones y el bazo.

ENFISEMA
Color curativo: Azul añil

Las personas que sufren esta congestión crónica de los bronquios deben dejar inmediatamente el tabaco, porque las consecuencias de continuar con ese hábito podrían ser muy graves.

Como ejercicio diario, túmbese en la cama, coloque las manos en el estómago y aspire tranquilamente por la nariz, hinche el estómago y suelte el aire, por la nariz también. Debe sentirse muy relajado. Visualice el color azul añil durante todo el tiempo. Comience con cinco o diez minutos y añada uno o dos diarios, hasta alcanzar la media hora.

Actitud mental y emocional negativa característica

Quizá crea que la vida no le ha dado muchas oportunidades, pero no es motivo para que continúe castigando su respiración.

Eliminar:

Complejo de inferioridad.
Carencia de afecto en la infancia.
Escasez de oportunidades.

Pensamiento positivo permanente de sustitución
Visualice el azul añil y repita:

Estoy dispuesto a recibir un amor
incondicional del universo.
Inspiraré en mis bronquios el aire dulce
de la libertad.

Estoy en armonía conmigo mismo.

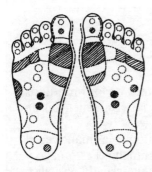

Zona de tratamiento

Aplique la presión en las zonas del tórax y los bronquios, masajeando bien. Trabaje luego el hígado, el bazo y los riñones, la pituitaria, el tiroides, el práncreas, las suprarrenales y la próstata, para depurar el organismo de toxinas.

ENFRIAMIENTO LEVE
COLOR CURATIVO: VERDE

No deja de resultar curioso que, hasta ahora, no exista una solución para una enfermedad tan común como el enfriamiento leve, que, sin embargo, causa tantos problemas y malestares. Todos los días se inventan nuevos remedios, pero el virus se muestra muy resistente.

¿Cuál es el mejor tratamiento del resfriado? La respuesta es muy sencilla: la prevención que consiste en mantener los órganos y las glándulas lejos de las garras del virus mediante el consumo de grandes dosis de vitamina C. Se aconseja también beber ocho grandes vasos de agua todo lo caliente que sea usted capaz de aguantar al día.

Si, a pesar de todo, sucumbe a la enfermedad, métase en una cama bien caliente y tápese bien para sudar. Si atiende estos consejos, se escontrará bastante bien en dos días.

Actitud mental y emocional negativa característica
Eliminar:

Sentirse atrapado por varias cosas a la vez.
Pensamiento disperso.
Dejarse caer en la *rutina* diaria.

Pensamiento positivo permanente de sustitución
Visualice el VERDE *y repita:*

Me centraré en lo que es mejor para mí,
con calma y naturalidad.
Hay tiempo de sobra para conseguir
lo que quiero.

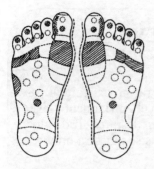

Zona de tratamiento

Trabaje las zonas correspondientes al tórax, los broquios y los senos nasales, especialmente con estas dos últimas, que estarán débiles e inflamadas cuando las toque. Presione también la pituitaria y el tiroides para estimular su sistema inmunitario, así como los riñones y el hígado para facilitar la purificación del organismo.

ENTUMECIMIENTO
COLOR CURATIVO: AMARILLO

En general, el *entumecimiento* es un fenómeno temporal que suele asociarse a la mala circulación, pero si persiste hay que consultar al médico. Haga el tratamiento complementado con el siguiente ejercicio. Con un cepillo de cerdas suaves recorra hacia arriba, nunca hacia abajo, la zona en que los dedos se articulan con el resto del pie, así como el empeine y la planta hasta el tobillo, siempre hacia arriba. Hágalo veinte veces cada sesión.

Actitud mental y emocional negativa característica Eliminar:

Represión de los sentimientos.
Evasión de situaciones no queridas.
Negarse a ver lo que ocurre alrededor.
Abandono.

Pensamiento positivo permanente de sustitución Visualice el AMARILLO y repita:

Estoy dispuesto a aceptar todas
las experiencias nuevas y estimulantes
que me ofrece la vida.
Aumentaré mi *energía todos los días*
y de todas las formas posibles.

Zona de tratamiento

Presione las yemas de los dedos y la primera articulación para estimular toda la zona.

Aplique un masaje al hígado y los riñones. Pase luego al bazo, el timo, las glándulas tiroides y pituitaria, hasta eliminar todas las partes sensibles al dolor.

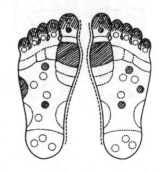

ESCASA VITALIDAD
COLOR CURATIVO: ROJO

Si se encuentra falto de vitalidad, debe asegurarse de que ingiere las suficientes vitaminas. La más importante es la B_{12}, junto a las restantes de la gama B, E y A. Tome levadura de cerveza a diario y alimentos ricos en hierro. Este trastorno tiene unas causas que la Terapia Zonal Cromática le ayudará a eliminar.

Actitud mental y emocional negativa característica
Eliminar:

Miedo al éxito.
Sentimientos de pena.
Falta de interés por la *vida*.

Pensamiento positivo permanente de sustitución.
visualice el ROJO *y repita:*

La vida me ofrece continuos regalos.
Acepto de buen grado y con satisfacción
todas las *oportunidades*.

Zona de tratamiento

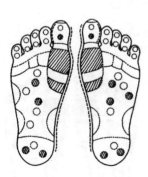

Comience por la glándula pituitaria, para continuar con el tiroides, las suprarrenales, el páncreas, los ovarios o la próstata y el sistema nervioso.

Trate a continuación el bazo, muy relacionado con la falta de hierro, hasta eliminar todas las zonas dolorosas del pie.

ESCLEROSIS MÚLTIPLE
Color curativo: Azul añil

Esta enfermedad puede aliviarse en gran parte durante las primeras fases de su desarrollo, siempre que mantenga una actitud positiva. Nunca debe rendirse, sino estar dispuesto a conservar en la medida de lo posible el mejor estado de salud. La Terapia Zonal Cromática podrá ayudarle mucho si la practica a diario.

Actitud mental y emocional negativa característica
Eliminar:

Debilidad de espíritu.
Aceptación del desvalimiento.
No puedo hacer nada; todo me supera.

Pensamiento positivo permanente de sustitución
Visualice el AZUL AÑIL *y repita:*

Puedo hacerme cargo de mi vida, porque
siento la fuerza que me da
aceptarme y quererme.

Zona de tratamiento

Siga la línea de los puntos correspondientes a la columna vertebral, desde el tobillo, pasando por el cóccix, el sacro y la zona lumbar, hasta eliminar las zonas dolorosas. Continúe con las restantes glándulas y órganos: la pituitaria, el tiroides, el páncreas, las suprarrenales, la próstata o los ovarios, el corazón, el bazo y los riñones.

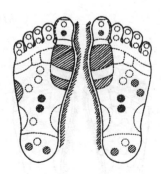

ESPONDILOSIS Y RIGIDEZ DEL CUELLO

COLOR CURATIVO: AZUL AÑIL

La *espondilosis* es un trastorno artrítico del cuello que limita los movimientos y resulta muy doloroso. Lo primero que debe hacer es eliminar de su dieta el ácido úrico (carnes rojas), cítrico (frutas ácidas) y los productos lácteos. Tome una cucharilla de vinagre de sidra y otra de miel mezcladas en agua tibia, dos veces diarias, y una cucharilla de melaza negra, también disuelta en agua tibia, una vez al día.

Actitud mental y emocional negativa característica Eliminar:

Rigidez de pensamiento.
Miedo a dejarse llevar por la corriente.
Carácter *inflexible* y *testarudez*.

Pensamiento positivo permanente de sustitución Visualice el AZUL AÑIL y repita:

Puedo moverme sin dificultad en la corriente
de la vida.
Me muevo con toda soltura.

Zona de tratamiento

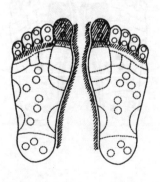

Trate la zona del cuello, especialmente la zona en que los pulgares se articulan con el resto del pie, comenzando por la yema. Aplique un masaje en la zona delantera del pulgar, siguiendo por el área que está debajo de los dedos y por el borde, correspondiente a la columna vertebral. Siga también el tratamiento indicado para la artritis, con objeto de eliminar la acidez del organismo.

ESTREÑIMIENTO
COLOR CURATIVO: AMARILLO

Lo primero que debe hacer es analizar detenidamente su dieta. Elimine rápidamente la «comida basura»; cambien el pan blanco por pan integral; coma alimentos ricos en fibra, verduras y fruta fresca a discreción y ciruelas cocidas. Utilice aceite virgen, a ser posible de oliva, en todos los guisos y aliños para lubricar el organismo. Beba al menos ocho vasos grandes de agua todos los días.

Le conviene hacer ejercicio; si es posible, dé una buena caminata todos los días. Saque y meta el estómago mientras anda; repítalo a menudo, por ejemplo, cuando está viendo la televisión. Incorpórese todo lo que pueda, es un buen ejercicio.

Actitud mental y emocional negativa característica
Eliminar:

Dependencia del pasado.
Rechazo del movimiento.
Nunca estoy satisfecho.
Tengo que conservar *lo que he obtenido.*

Pensamiento positivo permanente de sustitución
Visualice el AMARILLO *y repita:*

Me desprendo de lo que ya no me sirve.
Creo en la divina abundancia
que permite que entren en mi cuerpo
nuevas ideas.

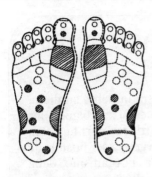

Zona de tratamiento

Trabaje los puntos del colon, los riñones, la vejiga y la próstata; la vesícula, las glándulas tiroides y pituitaria y las suprarrenales.

Con una cucharilla presione toda la lengua durante varios minutos al menos dos veces al día.

EXCESO DE COMIDA
COLOR CURATIVO: VERDE

El *exceso de comida* indica siempre un problema emocional muy intenso, al que hay que atender. En el aspecto práctico se necesita disciplina para no comer más de lo debido. Estos excesos causan problemas digestivos e intoxican el organismo.

Actitud mental y emocional negativa característica

Comemos demasiado para llenar un vacío existencial, para sustituir la falta de una vida vivida a nuestra manera.

Eliminar:

Hambre de vida emocional.
Miedo al éxito.
Necesidad de protección.

Pensamiento positivo permanente de sustitución
Visualice el VERDE y repita:

No corro peligro.
Puedo confiar en mí.
El Universo me acepta como me acepto yo.

Zona de tratamiento

Las principales glándulas y órganos son el hígado y los riñones, el bazo y el colon, y las glándulas pituitaria, timo y suprarrenales.

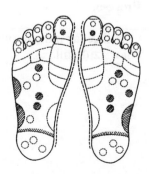

FIBROSIS QUÍSTICA
COLOR CURATIVO: NARANJA

Este trastorno suele estar asociado a reglas muy molestas, tensiones y posibles abortos espontáneos; sin embargo, muchos médicos se limitan a decir a la paciente que espere a la menopausia, porque en ese momento puede corregirse, e incluso recomendar como único «tratamiento» la cirugía. La Terapia Zonal Cromática le proporcionará un alivio más eficaz.

Actitud mental y emocional negativa característica a eliminar:

Invasión de la vida personal por parte de los demás.
Intrusismo.
Los demás no me respetan.

Pensamiento positivo permanente de sustitución
Visualice el NARANJA y repita:

Acepto todo lo que es bueno para mí
con entusiasmo y rechazo con facilidad
todo lo demás.
Experimento la vida *libremente* y con *intensidad*.

Proceso:

Utilice las indicaciones de la pág. 77 para los tumores y nódulos, con el color azul añil.

Zona de tratamiento

Trabaje los principales órganos de la zona del estómago —todas las partes del colon, especialmente el colon sigmoideo, el ascendente y el descendente—, los ovarios, la vejiga, los riñones, el bazo, el hígado, las suprarrenales, el timo y el sistema nervioso.

El tratamiento de la válvula ileocecal facilitará la purificación del organismo.

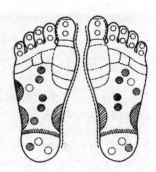

FIEBRE DEL HENO
COLOR CURATIVO: AZUL AÑIL

Si está determinado a hacerlo, puede vencer la fiebre del heno corrigiendo su forma de respirar. Nunca lo haga por la boca, sino por la nariz. Si no respira adecuadamente de esa manera, consulte con su médico para averiguar la razón. No debe mantener el aire en el tórax, sino, mucho más profundamente, en la parte baja del abdomen. Sienta cómo se hincha el abdomen al recibir el aire.

Actitud mental y emocional negativa característica
Eliminar:

Irritación ante la forma en que
se desarrolla la vida.
Miedo a cambiar el convencimiento
de que n*unca pasa nada bueno.*
Mis planes se vienen abajo.
No puedo seguir adelante.

Pensamiento positivo permanente de sustitución
Visualice el AZUL AÑIL *y repita:*

Creo que me encuentro en el *sitio indicado*
y en el *momento preciso.*
Formo parte del *plan divino.*
Estoy invitado al festín universal de la vida.

Zona de tratamiento

Necesita tratar todas las zonas de los tejidos membranosos. Comience por la zona correspondientes a los senos nasales en el dedo pulgar. Presione con el pulgar de la mano y los restantes dedos en las zonas sensibles. Vuelva a los dedos de los pies, que se relacionan con los ojos y los oídos.

Presione también las zonas de los bronquios y el tórax, así como la correspondiente a la válvula ileocecal.

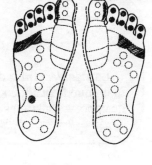

FRIGIDEZ
COLOR CURATIVO: ROJO

La *frigidez*, falta de vida sexual o dificultad para alcanzar el clí-
max, puede producir tumores fibrosos, trastornos nerviosos, dolores
de cabeza, tensiones y trastornos digestivos.

Actitud mental y emocional negativa característica
a eliminar:

Estoy pagando errores pasados.
Miedo al *placer*.
Sentimientos de culpa ante los **deseos sexuales.**

Pensamiento positivo permanente de sustitución
Visualice el ROJO y repita:

Mi cuerpo está hecho para disfrutar.
Disfruto de mi condición de ser humano sexuado.
Disfruto con el regalo de la vida a través del tacto.

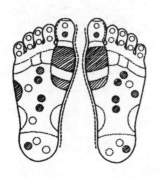

Zona de tratamiento

Hay que tratar todo el sistema endocrino: la
pituitaria, la paratiroides y el tiroides, así como
el timo, las suprarrenales, el páncreas, los ovarios y el sistema nervioso.
Luego, pase al hígado, los riñones y el bazo.

GOTA
COLOR CURATIVO: VERDE

La *gota* se caracteriza por una inflamación dolorosa de ciertas articulaciones y se produce por un exceso de acidez.

Lo primero es eliminar de la dieta los alimentos que contengan ácido úrico, especialmente las carnes rojas y los ácidos lácteos que contiene la leche entera y otros productos derivados, así como los ácidos cítricos de la fruta. Elimine también el alcohol, especialmente el vino y los licores.

Actitud mental y emocional negativa característica
Eliminar:

Me castigo a mí mismo.
Sentimientos de culpabilidad.
Persecución.

Pensamiento positivo permanente de sustitución.
Visualice el* VERDE *y repita:

Tengo autoridad para sentirme libre.
Mi cuerpo vibra con el entusiasmo que me produce
la *esperanza* y la *renovación.*

Zona de tratamiento

Aplique el tratamiento al sistema, glándulas y los órganos en general para eliminar la acidez y las toxinas, comenzando por el hígado y los riñones.

Pase después a la próstata, las suprarrenales, el páncreas, el bazo, el timo y la pituitaria.

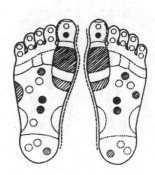

GRIPE
COLOR CURATIVO: AZUL

Resulta imposible evitar el virus de la gripe, que, por otra parte, una vez que nos ha infectado desaparece cuando quiere, pero la Terapia Zonal Cromática le puede ayudar a recuperarse porque estimula las glándulas y órganos que la gripe deja en muy mal estado.
Beba dos litros de agua diarios.

Actitud mental y emocional negativa característica
Eliminar:

Hacer demasiadas cosas al mismo tiempo.
Pensamientos dispersos.
Sentirse presionado en demasiadas direcciones.
Agenda demasiado apretada.

Pensamiento positivo permanente de sustitución
Visualice el AZUL *y repita:*

Me comprometo solo con lo que es realmente importante.
Aprendo a relajarme.
Dejo que mi vida fluya con *naturalidad.*

Zona de tratamiento

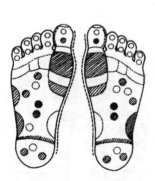

Comience por el hígado, los riñones, la vesícula y el bazo para purificar el organismo. Siga con el sistema glandular, empezando por el tiroides, la pituitaria, el timo, las suprarrenales, el páncreas, los ovarios o la próstata. Trabaje el colon sigmoide, ascendente y descendente.

HEMATOMAS

COLOR CURATIVO: AZUL AÑIL

Puesto que la naturaleza utiliza los hematomas para comunicarnos que no nos tratamos bien, lo primero que debemos hacer es fijarnos en nuestros actos y poner remedio a nuestra falta de atención. Conviene desarrollar una percepción rápida de las cosas. Por ejemplo, cuando entramos en una habitación, deberíamos contemplarla entera, luego cerrar los ojos e intentar recordar lo que hemos visto. Practíquese hasta desarrollar una memoria visual inmediata.

Actitud mental y emocional negativa característica

Los criterios desacertados nos recuerdan
que necesitamos pensar mejor las cosas.

Eliminar:

Descuido y castigo personal.
El convencimiento de no ser suficiente.
Desatención a nuestra persona.

Pensamiento positivo permanente de sustitución
Visualice el AZUL AÑIL *y repita:*

Disfruto cuidándome.
Me considero parte integrante
de la *riqueza* del mundo.

Zona de tratamiento

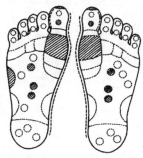

Lo importante en este caso es estimular la circulación y el funcionamiento completo de órganos y glándulas presionando las zonas correspondientes al cerebro, la pituitaria, las glándulas tiroides y suprarrenales, elsistema nervioso, el hígado y los riñones.

HEMORRAGIA ANAL
COLOR CURATIVO: AZUL

La causa de las hemorragias anales suele estar en un mal funcionamiento del riñón, la vegija o la zona de la próstata. Por lo general, responden rápidamente al tratamiento.

Actitud mental y emocional negativa característica

Este trastorno manifiesta la necesidad de recuperar cosas que se han perdido.

Eliminar:

La renuncia a las cosas que ofrece la vida.
El exceso de tensiones.

Pensamiento positivo permanente de sustitución
Visualice el AZUL y repita:

No intentaré ser perfecto.
Todo ocurre en concordancia con el plan divino.

Zona de tratamiento

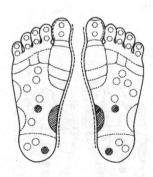

Riñones, vegija y próstata (en los hombres). Concéntrese en las zonas donde se aprecien dolores durante unos cinco minutos diarios, sin abandonar el tratamiento.

HEMORROIDES
Color curativo: Amarillo

Las *hemorroides* son venas congestionadas y dolorosas que sobresalen por el ano y pueden sangrar. A veces es conveniente operarlas, pero con la Terapia Zonal Cromática se obtienen resultados sorprendentes.

Actitud mental y emocional negativa característica
Eliminar:

Bloqueo de los auténticos deseos.
Afrontar la vida con un exceso de *tensión*.

Pensamiento positivo permanente de sustitución
Visualice el AMARILLO ***y repita:***

Puede superar los bloqueos y los obstáculos.
Llenaré mi vida de alegría.

Zona de tratamiento

Trabaje la zona superior del talón, que se corresponde con el recto. Presione firmemente —utilizando el mando de un cepillo de dientes si es necesario— hasta eliminar los dolores.

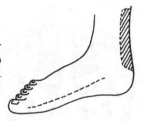

HEPATITIS
COLOR CURATIVO: VERDE

Puesto que la *hepatitis* es un trastorno del hígado, se aconseja purificar todo el organismo. Beba dos litros diarios de agua pura, tome fruta y verdura en abundancia y elimine completamente el alcohol de su dieta. Por supuesto, esté en contacto con su médico.

Actitud mental y emocional negativa característica
Eliminar:

Siente la cólera en *tiempo* y *lugar inoportunos.*
Descontento con esta *etapa* de su vida.

Pensamiento positivo permanente de sustitución
Visualice el VERDE *y repita:*

Creo en la sabiduría universal.
Estoy en el *sitio y lugar oportunos.*
El mundo es un lugar seguro.

Zona de tratamiento

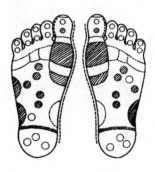

Estimule en primer lugar las zonas correspondientes al hígado y los riñones. Luego pase a la vesícula, el colon sigmoideo, ascendente y descendente, la pituitaria, el tiroides, el páncreas, el sistema nervioso, el bazo, el timo y las suprarrenales. Aplique masaje a todas estas zonas hasta que elimine por completo su sensibilidad.

HERPES
COLOR CURATIVO: VERDE

Se trata de una enfermedad cuya curación requiere mucha paciencia. Es probable que le produzca ansiedad y depresión, pero si está dispuesto a mejorar, obtendrá resultados muy positivos. Tenga fe en el éxito.

Actitud mental y emocional negativa característica
Eliminar:

Constante recuerdo de *agravios pasados*.
No querer afrontar la realidad.
Vivir en un *falso paraíso*.

Pensamiento positivo permanente de sustitución
Visualice el VERDE *y repita:*

Me libero de las penas pasadas.
Confío en el proceso de renovación.
Las cosas están ahí, *claras y seguras, para mí*.

Zona de tratamiento

En primer lugar, se tratará las zonas del sistema nervioso, las glándulas tiroides, el timo y las suprarrenales, hasta eliminar todas las partes dolorosas. Aplique luego un masaje al hígado, el bazo y los riñones, y desde allí a la pituitaria, la próstata o los ovarios.

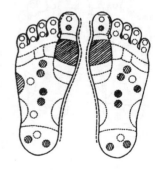

HERPES GENITAL
COLOR CURATIVO: AZUL AÑIL

La curación efectiva de esta enfermedad requiere un gran esfuerzo por su parte.

Actitud mental y emocional negativa característica
Eliminar:

Rechazo y vergüenza de la sexualidad propia.
Sentimientos de culpabilidad.
Rechazo de su «yo».

Pensamiento positivo permanente de sustitución.
Visualice el AZUL AÑIL y repita:

Me quiero y me apruebo.
Soy un ser exquisito por la gracia de Dios.

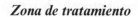

Zona de tratamiento

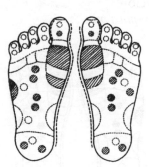

Tratar el sistema glandular con asiduidad, comenzando por la pituitaria y pasando luego al tiroides, el sistema nervioso, el timo, las suprarrenales, el páncreas, los ovarios o la próstata, el bazo, el hígado y los riñones, hasta que las zonas sensibles al dolor desaparezcan por completo.

HIPO
COLOR CURATIVO: AZUL

Cuando el *hipo* se repite a menudo, significa que respiramos mal. Realice el siguiente ejercicio: tumbado en la cama o en el suelo, respire introduciendo el aire en el abdomen; coloque las dos manos en el ombligo para notar cómo se hincha y se deshincha. Hágalo cinco minutos diarios y adquiera el hábito de beber tres o cuatro vasos de agua pura todos los días.

Actitud mental y emocional negativa característica
Eliminar:

Inestabilidad.
Miedo a tener que simular para ser *aceptado.*
La gente no me acepta como soy.
No saber hacer frente a los problemas.

Pensamiento positivo permanente de sustitución
Visualice el AZUL y repita:

Puesto que quiero y acepto a los demás,
ellos me quieren y me aceptan a mí.
Puedo hacer frente con facilidad a cualquier
situación de la vida.

Zona de tratamiento

Trate las zonas correspondientes a las glándulas pituitaria y tiroides, así como el páncreas y el estómago.

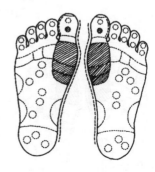

HIPERTIROIDISMO
COLOR CURATIVO: AZUL

HIPOTIROIDISMO
COLOR CURATIVO: NARANJA

En estas dos enfermedades la partes de la Terapia Zonal son las mismas, pero varía el color, que será el azul para el exceso de actividad de la glándula, y el naranja para su defecto. Deberá ser muy paciente para obtener los resultados que desea.

Actitud mental y emocional negativa característica Eliminar:

Creencia en que el continuo movimiento nos protege de ciertos peligros
(en el caso de hiperactividad).
Represión de ciertos aspectos de la vida
(en el caso de la hipoactividad).
Desconfianza en el equilibrio.
Miedo a la *vejez y la muerte.*

Pensamiento positivo permanente de sustitución. Visualice el AZUL *o el* NARANJA *y repita:*

Dejaré de *boicotearme a mí mismo.*
Aprovecharé todo lo que la *vida*
quiera *ofrecerme.*

Zona de tratamiento

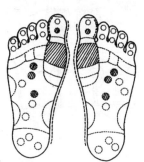

Comience por aplicar un masaje a las glándulas tiroides y paratiroides. A continuación pase al sistema nervioso, el timo y las glándulas suprarrenales y pituitaria.

ICTERICIA
COLOR CURATIVO: VERDE

La *ictericia* es una enfermedad que causa graves estragos y necesita una enérgica aplicación de la Terapia Zonal Cromática.
Consuma grandes cantidades de fruta, verdura y ensaladas. Beba dos litros de agua diarios y no pruebe el alcohol.

Actitud mental y emocional negativa característica
Eliminar:

Infelicidad.
Desamor.
Pérdida de la alegría.
Pérdida de la confianza.
No saber ordenar su ritmo de vida.

Pensamiento positivo permanente de sustitución

Visualice el VERDE y repita:

Me libero de todo lo que no me sirve.
Aumento mis esperanzas.
Me siento lleno de confianza y felicidad.

Zona de tratamiento

Comience por las zonas correspondientes al hígado y los riñones de los pies y luego pase a las manos. Estas áreas son muy importantes. Siga con la pituitaria, el tiroides, las suprarrenales y el timo. Aplique un masaje al bazo y a la próstata o los ovarios. Hágalo con energía.

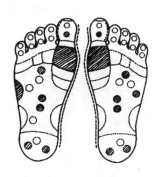

IMPOTENCIA
COLOR CURATIVO: NARANJA

Este trastorno suele deberse más a causas emocionales y mentales que a causas físicas, especialmente a la pérdida de interés por el amor con una pareja de muchos años con quien ya falla el resto de las relaciones. En tales casos no debe sorprender que ocurra, porque predomina el resentimiento y la falta de confianza y de estima personal. Sin embargo, no está todo perdido gracias a la Terapia Zonal Cromática.

Actitud mental y emocional negativa característica
Eliminar:

Carencia de amor.
Pérdida de la confianza en la continuidad
de la relación.
Negativa a reconocer los signos
de la sensualidad.
Dependencia de la madre.

Pensamiento positivo permanente de sustitución
Visualice el NARANJA ***y repita:***

Soy capaz de superar mi frustración amorosa
aportando alegría y felicidad al mundo.

Zona de tratamiento

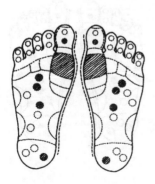

Es absolutamente necesario estar en buena forma y mantener las glándulas a pleno funcionamiento. Trabaje el sistema endocrino, empezando por la zona correspondiente a la pituitaria en los dos pulgares del pie. Siga luego con el timo, el tiroides, las suprarrenales, el sistema nervioso y la próstata, hasta eliminar las zonas sensibles al dolor.

INCONTINENCIA
COLOR CURATIVO: AZUL

Vigile su dieta. La fruta y la verdura son esenciales, especialmente los plátanos.

Actitud mental y emocional negativa característica
Eliminar:

No defender nuestra posición en la vida.
Miedo.

Pensamiento positivo permanente de sustitución
Visualice el azul y repita:

Confío en el desarrollo de la *vida*.
La libertad solo me llegará de la *verdad*.

Zona de tratamiento

Trabaje con energía hasta eliminar las zonas dolorosas, el bazo, el hígado, la vejiga y los riñones, especialmente estos dos últimos órganos. Aplique un masaje al colon sigmoideo, ascendente y descendente. Continúe enérgicamente con la pituitaria, el tiroides, el timo, el páncreas, las suprarrenales y el sistema nervioso.

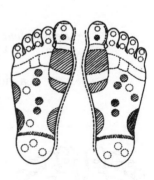

INDIGESTIÓN
COLOR CURATIVO: VERDE

Este trastorno afecta casi exclusivamente a las personas mayores de veinticinco años, pues antes, la mayor parte de la gente puede comer de todo sin que afecte a su aparato digestivo. Pero a partir de esa edad comienzan a funcionar mal las enzimas del páncreas. Una de las formas de evitarlo es no ingerir proteínas y carbohidratos en la misma comida. La abundancia de este trastorno en las personas de mediana edad se debe en la mayoría de los casos al carácter indigesto de los carbohidratos. Los consejos que damos aquí no solo le ayudarán a digerir mejor las comidas, sino también a perder peso.

Actitud mental y emocional negativa característica
Eliminar:

Han entrado en mi cuerpo pensamientos cuya
acidez *no puedo digerir.*

Pensamiento positivo permanente de sustitución
Visualice el VERDE *y repita:*

La vida está hecha de cosas buenas
y yo tomo de ella lo que
es *mejor para mí.*

Zona de tratamiento

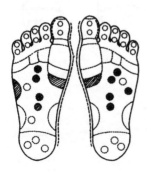

Lo primero es aplicar un masaje a los puntos del páncreas, hasta eliminar todos los dolores. Si no puede presionar lo suficiente, utilice el mando de un cepillo de dientes. Continúe después con el hígado, los riñones, el timo, las suprarrenales y el bazo. Rebaje tensiones trabajando el sistema nervioso.

INFERTILIDAD
COLOR CURATIVO: NARANJA

La causa de la *infertilidad* suele estar en algún defecto del sistema endocrino, es decir, de las glándulas reproductoras. Cuando las glándulas endocrinas están desequilibradas es porque el organismo no genera las suficientes hormonas. Preste atención a la pituitaria, porque su mal funcionamiento afecta al resto de las glándulas del sistema endocrino.

Si piensa que este trastorno puede bloquear en su caso las trompas de falopio o producirle quistes de ovarios, consulte a su médico.

Actitud mental y emocional negativa característica
Eliminar:

Pensamientos estériles.
No creer en los frutos
y los regalos de la naturaleza.
No estar acostumbrado a recibir.
Miedo a la paternidad.

Pensamiento positivo permanente de sustitución.
Visualice el NARANJA *y repita:*

Creo en la unidad espiritual a través
de mi cuerpo *físico.*
Mi copa rebosa, y yo reconozco su abundancia
y acepto los *dones de la naturaleza.*

Zona de tratamiento

Comience por la glándula pituitaria, hasta eliminar todas las zonas sensibles al dolor en los dos pies. Trate también el tiroides y las suprarrenales. Las mujeres prestarán además mucha atención a la zona de los ovarios; los hombres deben tratar toda la zona correspondiente a la pituitaria.

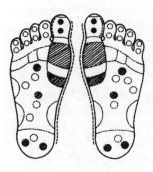

Si no tiene fuerza en los dedos, utilice el mango de un cepillo de dientes. Presione cada día con más fuerza hasta eliminar todas las zonas sensibles al dolor.

INFECCIONES URINARIAS
COLOR CURATIVO: AZUL AÑIL

Al malestar y al dolor que produce esta enfermedad se añade la incomodidad de tener que evacuar continuamente la vejiga. Conviene visitar al médico, porque las reiteradas infecciones pueden acabar dañando los riñones.

Actitud mental y emocional negativa característica
Eliminar:

Debilitado por las circunstancias.
Presionado por los *demás.*
Sentirse incapaz de continuar adelante.

Pensamiento positivo permanente de sustitución
Visualice el AZUL AÑIL y repita:

Nunca volveré a dedicarme a cosas que me obliguen
a olvidarme de *mí mismo.*
Me *libero* de las cosas *que no me sirven.*

Zona de tratamiento

Comience por aplicar un masaje en las zonas que corresponden a la vejiga y los riñones en el pie izquierdo, hasta eliminar las partes sensibles al dolor. Pase después a presionar los puntos del colon ascendente, descendente y sigmoideo, el hígado y los riñones. Aplique un masaje al bazo, el páncreas, las suprarrenales, el timo, el sistema nervioso y las glándulas tiroides y pituitaria.

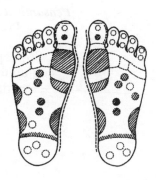

INSOMNIO
Color curativo: Azul

El *insomnio* suele ser el resultado de estados depresivos, de hipertensión o ansiedad. Todo esto afecta al sistema nervioso, que, a su vez, influye en el sistema glandular. Otra de las causas es el hipertiroidismo.

Si llega a hacerse crónico con el tiempo, se convierte en un trastorno muy difícil de solucionar, porque los ritmos del cuerpo se adaptan a la situación.

Uno de los ejercicios más saludables consiste en tumbarse en la cama y apretar fuertemente el entrecejo con el pulgar durante un minuto, tratando de relajarse.

Actitud mental y emocional negativa característica
Eliminar:

Miedo a que se escapen los días.
Necesidad de estar despierto para controlarlo todo.
No querer rendirse.
Desconfío de las leyes de la vida.

Pensamiento positivo permanente de sustitución
Visualice el azul añil *y repita:*

Soy capaz de entregarme al descanso
con un total abandono confiando en que
al día siguiente *volveré a ser yo.*

Zona de tratamiento

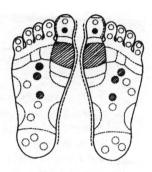

Las principales glándulas a presionar con energía son el tiroides y la pituitaria. Si sufre de insomnio, seguramente sentirá enseguida la sensibilidad al dolor de estas zonas. Aplique un masaje también a las suprarrenales, el timo y el sistema nervioso, antes de pasar al resto de los órganos y las glándulas.

LEUCEMIA
COLOR CURATIVO: AMARILLO

La *leucemia* se debe a un mal funcionamiento del sistema linfáti-co. Se trata de una enfermedad seria y grave, pero el paciente puede colaborar con el tratamiento médico para facilitar el proceso de cu-ración. Si no puede hacerlo solo, pida ayuda a un familiar o un buen amigo. Hágalo a diario.

Actitud mental y emocional negativa característica

La leucemia indica una pérdida
de poder emocional que debilita la sangre.

Eliminar:

No cree en la madurez.
Carece de afecto constante.
Traicionado.

Pensamiento positivo permanente de sustitución
Visualice el AMARILLO *y repita:*

Soy capaz de dirigir mi vida
y desarrollar su *potencial.*
Constantemente aumento
mi *belleza* y mi *satisfacción.*

Zona de tratamiento

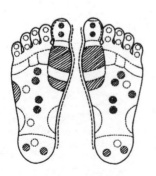

Contra esta enfermedad hay que estimular todas las glándulas y órganos. Comience por la glándula pineal y siga con la pituitaria. Pase al tiroides y paratiroides, y de estas al timo y al sis-tema nervioso. Tenga mucha paciencia. Aplique un masaje en las zonas de las suprarrenales, el páncreas, la próstata o los ovarios, y de allí al hígado, el bazo y los riñones.

LUMBAGO
COLOR CURATIVO: AZUL AÑIL

El *lumbago*, que afecta a la parte baja de la espalda, tiene un tratamiento muy fácil, siempre que se esté dispuesto a ser constante. Practíquelo siempre que pueda.

Actitud mental y emocional negativa característica Eiminar:

Apuntar muy bajo en la vida.
Llevar una carga a las espaldas.
Aguantar demasiado.
Ser un mártir.
Creencias demasiado pesadas.

Pensamiento positivo permanente de sustitución Visualice el AZUL AÑIL y repita:

Puedo escalar todas las montañas.
Me siento alto como una torre.

Zona de tratamiento

Aplique un masaje en la zona correspondiente a la parte baja de la espalda y de las caderas. Presione luego toda la columna vertebral, hasta que elimine todas las zonas dolorosas.

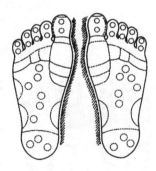

MAL ALIENTO
COLOR CURATIVO: AMARILLO

La causa del *mal aliento* o halitosis suele residir en una dieta deficiente, por tanto, es imprescindible abandonar los malos hábitos alimenticios, tomar un buen laxante y ponerse a dieta de frutas y verduras frescas. Beba al menos ocho vasos grandes de agua mineral y haga ejercicio físico a diario.

También puede deberse a un mal funcionamiento del páncreas, el hígado, los riñones o el colon.

Actitud mental y emocional negativa característica
Eliminar:

Malos pensamientos.
Ideas fijas y estancadas.
Restos fermentados del pasado.

Pensamiento positivo permanente de sustitución
Visualice el AMARILLO *y repita:*

Soy capaz de sentirme limpio y fresco.
Me siento joven y alegre.
Soy capaz de *renacer*.
Tengo la intención de *limpiar* mi *alma*.

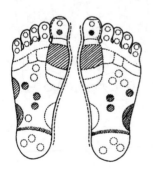

Zona de tratamiento

Las principales zonas se corresponden con el sistema digestivo y el colon ascendente y descendente, el hígado, los riñones, la vesícula, el bazo y las glándulas tiroides, pituitaria y suprarrenales.

MAREOS
Color curativo: Verde

Si sufre de *mareos* cuando viaje en coche, en avión o en barco, necesita equilibrar sus órganos. El problema está en los ojos y los oídos, pero conviene empezar por estos últimos.

Actitud mental y emocional negativa característica
Eliminar:

Miedo a trasladarse de un sitio a otro.
Miedo a la soledad.

Pensamiento positivo permanente de sustitución
Visualice el VERDE *y repita durante el viaje:*

Aprovecharé cada momento del viaje,
sin pensar en el tiempo que queda.
Aquí y ahora *me siento bien* y seguiré
sintiéndome bien *todo el viaje.*

Zona de tratamiento

Trate todos los dedos, especialmente las zonas altas y las partes correspondientes a los oídos, hasta eliminar las áreas dolorosas de los pulgares. Después trate el hígado, los riñones, la vesícula, el sistema nervioso, el timo, las glándulas suprarrenales y el páncreas. Luego aplique el tratamiento a los nervios ópticos, hasta eliminar las zonas dolorosas correspondientes a los ojos.

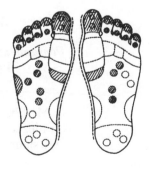

MENOPAUSIA
COLOR CURATIVO: NARANJA

La época de la menopausia puede presentar fenómenos asociados como sofocos, nervios, crisis de angustia o sencillamente malestares de tipo general. Una de las soluciones más eficaces es el tratamiento alternativo de hormonas, pero no todas las mujeres lo admiten. En todo caso la Terapia Zonal Cromática resulta bastante efectiva como complemento.

Actitud mental y emocional negativa característica

En las tribus antiguas la mujer más apreciada no era la joven, sino la que ya había pasado la menopausia y alcanzado la edad de la sabiduría, porque estaban convencidos de que, al llegar a la madurez, la mujer se encontraba en el mejor momento creativo de su vida.

Eliminar:

La lucha contra el paso del *tiempo.*
El convencimiento de que la naturaleza
nos ha *abandonado.*
Miedo a no ser deseadas.
Miedo a no servir para *nada.*

Pensamiento positivo permanente de sustitución
Visualice el NARANJA *y repita:*

Confío en el proceso vital.
Me libero de lo pasado y acepto lo *nuevo.*
Agradezco al universo la madurez y la sabiduría.
Me siento agusto perteneciendo a su *proyecto*
de *renovación constante.*

Zona de tratamiento

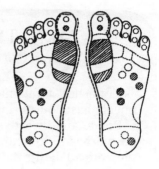

Presione las zonas correspondientes a la pituitaria, el tiroides, las suprarrenales, el páncreas y los ovarios, hasta eliminar las partes dolorosas. Tonifique el hígado, los riñones, el corazón y el bazo. Aplique el tratamiento unos veinte minutos diarios.

MENSTRUACIÓN DOLOROSA
COLOR CURATIVO: AZUL AÑIL

Comience el tratamiento unos cinco días antes del periodo y continúelo hasta que termine.

Puede añadir este sencillo ejercicio: siéntese en el suelo, con las piernas todo lo abiertas que pueda, y balancee el cuerpo lentamente adelante y atrás, durante cinco minutos, con los brazos relajados a ambos lados del cuerpo. Es muy conveniente practicarlo antes de comenzar el periodo porque descongestiona la zona pélvica.

Trate también todo su sistema reproductor.

Actitud mental y emocional negativa característica
Eliminar:

Menosprecio de la feminidad.
Creencia de que la mujer debe sufrir.
Preferiría ser una niña.
Miedo a crecer.

Pensamiento positivo permanente de sustitución
Visualice el AZUL AÑIL *y repita:*

Puedo relajarme y disfrutar
de los ritmos *vitales*.
Valoro este *fluido rojo*
de renovación.

Zona de tratamiento

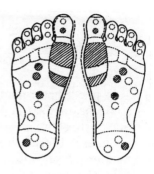

Trate las glándulas tiroides y pituitaria, el sistema nervioso, el timo, el páncreas, las suprarrenales y los ovarios. Presione la lengua con el mango de una cuchara grande, especialmente la zona central, comenzando por la punta y siguiendo todo lo posible hacia atrás. Este ejercicio le conectará directamente con los ovarios y el útero. Comience con un minuto y vaya aumentando varios segundos diarios hasta llegar a tres minutos.

MIGRAÑAS
Color curativo: Azul añil

Se puede hacer mucho para mejorar una migraña; en primer lugar, conviene analizar la dieta que ingerimos, porque se ha demostrado que ciertos alimentos favorecen las crisis, por ejemplo, el chocolate, los quesos fuertes, los cítricos, el alcohol, los plátanos demasiado maduros, las frambuesas y los fritos grasientos. Una vez haya modificado su dieta, aplique la Terapia Zonal Cromática.

Actitud mental y emocional negativa característica
Eliminar:

La frustración no permite expresar los deseos
con libertad.
Supresión de las emociones.
Sensación de hacer cosas contra su voluntad.

Pensamiento positivo permanente de sustitución
Visualice el AZUL AÑIL y repita:

De ahora en adelante tomaré en mis manos
el control de mi vida,
disfrutaré y amaré según mis propios deseos.

Zona de tratamiento

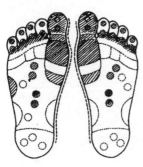

En primer lugar, aplique un masaje en los puntos relacionados con los senos nasales. Luego, comience debajo de la zona en que empieza el pulgar, hasta la punta del dedo, que se relaciona con el cuello, presionando con energía; si es necesario, utilice el mando de una cuchara.

Después, trabaje enérgicamente la zona alta del pie, debajo de los dedos, desde el pulgar hasta el meñique, teniendo cuidado de no hacerse daño con las uñas, que deberá cortar si son demasiado largas. Pase luego a los puntos de los ojos y los oídos. Finalmente, aplique el masaje a la zona de la pituitaria, la glándula tiroides, el sistema nervioso, el timo, las suprarrenales, el páncreas, el hígado y los riñones.

NÁUSEAS

COLOR CURATIVO: VERDE

Las *náuseas* suelen proceder de la hipoglucemia, causada por una dosis baja de azúcar en sangre. Se aconseja tomar frutas o proteínas cada dos o tres horas. Los órganos relacionados son el páncreas y el bazo, en primer lugar, y también el hígado, los riñones y el estómago.

Actitud mental y emocional negativa característica Eiminar:

Sentimientos de fracaso
y de verse superado.
Sensación de no poder hacer las cosas.
Sentimientos de *humillación*.

Pensamiento positivo permanente de sustitución Visualice el VERDE *y repita:*

No me esconderé del *mundo*.
Superaré los miedos y las limitaciones.
Superaré el pasado con *amor*.

Zona de tratamiento

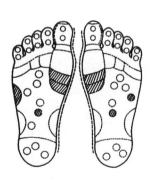

Trate las zonas del páncreas y el bazo. Luego pase al hígado, los riñones y el estómago. Trabaje en el «valle» que queda entre los pulgares y el segundo dedo. Este área se relaciona con el estómago.

Se aconseja completarlo con las zonas correspondientes en ambas manos, presionando en la depresión que queda entre el pulgar y el índice.

NEURALGIAS
Color curativo: Azul añil

Si sufre usted de neuralgias, lo primero que conviene hacer es visitar al dentista, porque el mal estado de los dientes puede ser la causa, aunque también suelen proceder de situaciones de tensión a causa del trabajo o de cualquier otro problema.

Actitud mental y emocional negativa característica

Solo hay una preocupación que merezca la pena, la de preocuparse por preocuparnos demasiado.

Eliminar:

Problemas no resueltos.
Autolimitación.
Miedo a la humillación.

Pensamiento positivo permanente de sustitución
Visualice el AZUL AÑIL y repita:
No necesito que me aprueben los demás.
Yo apruebo mi puesto en este mundo.

Zona de tratamiento

Comience por trabajar las yemas de los dedos con el pulgar y los dedos de la mano, bajando hacia la articulación con el pie, hasta estimular bien toda la zona. Aplique la presión en la zona situada bajo los dedos, donde se articulan con el resto del pie. Luego, aplique un masaje a todas las glándulas y órganos, porque necesita una tonificación general.

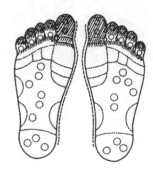

OTROS PROBLEMAS DE LA MAMA
Color curativo: Azul añil

La mama puede presentar otros bultos o quistes que, sin llegar a resultar malignos, necesitan revisiones y consultas con el ginecólogo que pueden complementarse con esta terapia.

Actitud mental y emocional negativa característica

La mama representa la nutrición, el cuidado y la ternura; es el símbolo de la leche, el fluido de la amabilidad.

Eliminar:

La ausencia de nutrición para nosotras mismas.
El convencimiento de que vale más ser hombre.

Pensamiento positivo permanente de sustitución
Visualice el AZUL AÑIL y repita:

Acepto sin paliativos la ternura y la redondez como características de mi feminidad.
Poseo una feminidad potente.

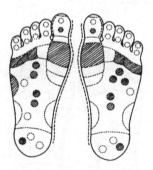

Zona de tratamiento

Los puntos principales corresponden a los pulmones, el tórax y el sistema nervioso, el corazón, las glándulas tiroides y la pituitaria, el timo, las suprarrenales, los ovarios, el hígado y los riñones. Trabaje hasta eliminar todas las zonas inflamadas.

PÉRDIDA DE CABELLO
COLOR CURATIVO: AMARILLO

Existen innumerables «remedios» y «fórmulas», pero, desgraciadamente, la mayoría no sirven para nada o son contraproducentes. Puesto que el pelo crece desde dentro, la dieta y el tratamiento del cuerpo son de vital importancia. El pelo está hecho del mismo material que los dientes y las uñas, y su caída quiere decir que esa sustancia no llega adecuadamente a las raíces capilares.

Si desea tener un pelo sano, coma muchas uvas pasas y notará enseguida que aumenta su brillo. Tome también mucha vitamina B en todas sus formas.

Se aconseja mantener la cabeza baja, entre las rodillas, varios minutos al día, para estimular la circulación sanguínea de las raíces capilares. Aplique masajes con las yemas de los dedos al cuero cabelludo para eliminar la caspa.

Después de lavarse el pelo, unte el cuero cabelludo con glicerina y aceite, y obtendrá enseguida resultados asombrosos.

Aunque le parezca extraño, uno de los mejores remedios es frotarse las puntas de los dedos durante quince minutos diarios con un cepillo, porque las terminaciones nerviosas del cuero cabelludo se encuentran debajo de las uñas. Hágalo en sesiones de tres minutos, frotando enérgicamente, y enseguida sentirá el estímulo.

Actitud mental y emocional negativa característica
Eliminar:

No permitirse tener ideas y opiniones.
Testarudez.
Ausencia de creatividad.

Pensamiento positivo permanente de sustitución
Visualice el AMARILLO *y repita:*

Soy capaz de relajarme y aceptar mi *espontaneidad.*
Confío en mis ideas.

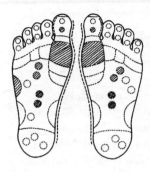

Zona de tratamiento

La pérdida del cabello indica que todo el organismo actúa por debajo de sus posibilidades. Trabaje las glándulas pituitaria y tiroides, el sistema nervioso, el timo, las glándulas suprarrenales, el hígado y los riñones, hasta eliminar la sensibilidad dolorosa de la zona.

PÉRDIDA DEL EQUILIBRIO
Color curativo: Azul añil

Es aconsejable ir al médico para revisarse la vista, el oído y la tensión arterial.

Actitud mental y emocional negativa característica
Eliminar:

Confusión.
Negativa a asumir responsabilidades.
No quiero estar donde estoy.

Pensamiento positivo permanente de sustitución
Visualice el azul añil *y repita:*

Me encuentro centrado, estoy a salvo y soy feliz.
Me gusta estar aquí *en este preciso instante.*

Zona de tratamiento

El tratamiento fundamental consiste en aplicar masaje a todos los puntos que corresponden a los nervios de los oídos y los ojos.

Trate el hígado, los riñones, el bazo, la pituitaria y la zona del cuello, así como el tiroides, el timo, el sistema nervioso, la vesícula y las glándulas suprarrenales.

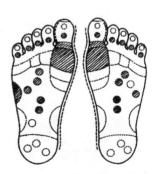

PIORREA
COLOR CURATIVO: AZUL

Se trata de una inflamación de las encías que produce muchos trastornos y conviene aplicar un tratamiento completo y constante, para el que se requiere mucha fuerza de voluntad.

Actitud mental y emocional negativa característica

Graves trastornos en las relaciones familiares
desde la primera infancia.

Eliminar:

Resentimiento por su historia personal.
Sensación de tomar siempre el camino equivocado.

Pensamiento positivo permanente de sustitución
Visualice el AZUL y repita:

Puedo cambiar mis ideas en todo momento.
Estoy en el lugar y el sitio adecuados.
Confío en que mi vida puede transcurrir
por el camino correcto.

Zona de tratamiento

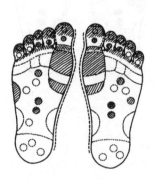

Deberá estimular todas las articulaciones de los dedos. Mantenga la presión durante treinta segundos, descanse y vuelva a presionar treinta segundos más. Repítalo a lo largo de la zona en que los dedos se articulan con el resto del pie, que corresponde a las encías y mandíbulas.

Pase luego a la zona correspondiente a las grandes glándulas: pituitaria, tiroides, páncreas, suprarrenales y timo. Continúe con el hígado, el bazo, los riñones y toda el área de los ojos.

RETENCIÓN DE LÍQUIDOS
Color curativo: Amarillo

Este trastorno no solo produce un intenso malestar, sino que contribuye al aumento de peso. Puede deberse a un problema linfático o a un mal funcionamiento de los riñones o la vejiga.

Actitud mental y emocional negativa característica
Eliminar:

Lágrimas no vertidas.
Desconfianza a dejarse llevar.
Acumulación de ideas viejas.
Bloqueos.

Pensamiento positivo permanente de sustitución
Visualice el AMARILLO ***y repita:***

Soy *libre* de ir adonde quiera.
Acepto los *cambios* de la vida.
Acepto con gusto los ambientes positivos
que me ofrece la vida.

Zona de tratamiento

Trate las zonas de los riñones y la vejiga en las manos y los pies, prestando atención a las glándulas linfátivas (*véase* pág. 34), hasta eliminar todas las partes dolorosas. Pase después al hígado y el páncreas.

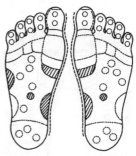

SINUSITIS
Color curativo: Azul añil

La *sinusitis* es una infección que puede presentarse en forma suave o extrema. Para rebajar las mucosas del organismo, elimine los productos lácteos de su dieta, incluyendo la mantequilla, el queso y también los huevos. Los problemas nasales responden bien a la Terapia Zonal Cromática; al aplicar el tratamiento, haga también vahos de sustancias balsámicas bajo una toalla.

Actitud mental y emocional negativa característica Eliminar:

Lágrimas no vertidas durante la *infancia*.
Familia desestructurada en los primeros
años de la vida.

Pensamiento positivo permanente de sustitución Visualice el AZUL AÑIL *y repita:*

No estoy solo.
Amo al niño que llevo dentro,
y, pase lo que pase, estaré siempre aquí para *él* o *ella*.

Zona de tratamiento

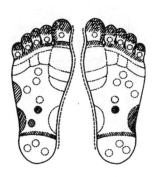

Aplique un masaje en los pulgares, correspondientes a los senos nasales y continúe por las yemas de los restantes. Presione a todo lo largo la zona debajo de los dedos. Trabaje también la zona del hígado y los riñones, la válvula ileocecal, y el colon ascendente, descendente y sigmoide para purificar el organismo.

SOBREPESO
COLOR CURATIVO: AMARILLO

Cuando se goza de una buena salud, no resulta difícil perder peso. A menos que padezca algún problema de hipotiroidismo o algún trastorno metabólico, el sobrepeso indica siempre que come demasiada cantidad de alimentos, o que estos son excesivamente grasientos; huya de la comida basura y de los carbohidratos indigestos, en especial a partir de los veinticinco años. Ingiera proteínas para aumentar la masa muscular. Tenga en cuenta que los carbohidratos dan energía, pero si no los digiere solo contribuirán a aumentar su peso.

La respuesta es sencilla. No tome nunca proteínas y carbohidratos a la vez, sino en comidas distintas, es decir, si toma proteínas de la carne o del pescado no coma patatas, pan, arroz o pasta al mismo tiempo; en cambio, puede acompañarlo siempre de fruta y verdura a discreción. No tome chocolate, galletas ni dulces.

Actitud mental y emocional negativa característica

La gordura está relacionada con el miedo y la debilidad,
e indica falta de energía y firmeza en la vida.

Eliminar:

Miedo a llamar la atención.
Incapacidad de ser uno mismo.
Incapacidad para satisfacer sus necesidades.
Negación de la sexualidad.

Pensamiento positivo permanente de sustitución
Visualice el AMARILLO y repita:

No necesito ser perfecto para vivir y aceptarme.
Estoy dispuesto a disfrutar de las experiencias
que la vida me ofrece.

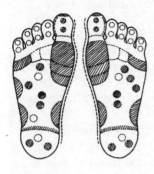

Zona de tratamiento

Aplique todos los días un masaje a todos sus
órganos y glándulas.

SOFOCOS
COLOR CURATIVO: AZUL AÑIL

Los *sofocos* indican que se están produciendo cambios en el organismo que impide el buen funcionamiento de las glándulas y órganos que especificamos en el epígrafe «Zona de tratamiento».

Actitud mental y emocional negativa característica
Eliminar:

Demasiada cólera.
Bloqueo de las posibilidades de progreso.
Miedo al envejecimiento.
La naturaleza me ha abandonado.

Pensamiento positivo permanente de sustitución
Visualice el AZUL AÑIL y repita:

Me libero de la tendencia a criticar mi cuerpo.
Me quiero y me acepto exactamente como soy.

Zona de tratamiento

Las zonas más importantes son las correspondientes a la glándula pituitaria —o glándula superior—, seguidas de el tiroides, las suprarrenales y el sistema nervioso. Presione todos los puntos de los grandes órganos. Hágalo regularmente cuando sean dolorosos.

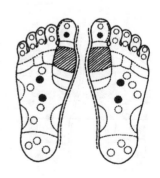

SORDERA
COLOR CURATIVO: AMARILLO

Los problemas de oído se alivian por lo general con bastante facilidad, siempre que se tenga constancia y determinación. Para obtener resultados debe estar dispuesto a trabajar duramente.

Actitud mental y emocional negativa característica Eliminar:

Los oídos rechazan los sonidos crueles.
No quiero oír nada.
Por favor, no me molesten.

Pensamiento positivo permanente de sustitución Visualice el AMARILLO y repita:

Solo escucho los sonidos que son
música para mis oídos.
La música me tranquiliza el espíritu.

Zona de tratamiento

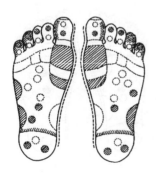

Trabaje los dedos tercero y cuarto que se corresponden con los oídos. Aplique la presión con el pulgar y los restantes dedos, si no logra hacerlo bien utilice el mango de un cepillo de dientes. Presione la parte alta de los dedos hasta despojarla de la sensibilidad dolorosa; presione también la parte lateral de los dedos.

Presione las puntas de los pies durante unos segundos con la parte de atrás de un cepillo de aluminio.

Presione la lengua, especialmente en los laterales, que corresponden a los oídos.

Trabaje también las zonas de los senos y las áreas del hígado, riñones, pituitaria, tiroides, páncreas, bazo, válvula ileocecal, colon, ovarios o próstata.

Complételo aplicando un masaje a los lóbulos de las orejas, buscando siempre las zonas sensibles al dolor.

TARTAMUDEO
COLOR CURATIVO: AZUL

En la garganta existen unos sesenta músculos que conviene ejercitar. Si tiende a tartamudear, siga el siguiente tratamiento: abra la boca y cante, recorriendo todas las escalas posibles. Cante en vez de hablar; si persevera en ello, notará inmediatamente los resultados.

Actitud mental y emocional negativa característica Eliminar:

Sentimientos de persecución.
Desconfianza en las palabras, que lleva al silencio.
Miedo a no ser entendido.

Pensamiento positivo permanente de sustitución. Visualice el AZUL *y repita:*

Mis palabras son música a mis oídos.
Me muevo fácilmente al ritmo de mis palabras,
que surgen de un *corazón limpio.*

Zona de tratamiento

Coja una toalla o una servilleta seca. Saque la lengua, envuélvala en la servilleta y dé ligeros tirones. Al hacerlo, mueva la lengua a derecha e izquierda, primero en el sentido de las agujas del reloj y luego en el contrario. Hágalo cuatro veces al día, durante un minuto, descansando y repitiendo.

TENSIÓN ARTERIAL
ALTA - COLOR CURATIVO: AZUL
BAJA - COLOR CURATIVO: ROJO

La *tensión arterial* es un problema de las personas entradas en años, porque las paredes de las arterias se hacen más finas. El peligro está precisamente en que esa presión contra las paredes arteriales sea tan grande que llegue a romper los vasos sanguíneos, lo cual supone un grave trastorno que se traduce en embolias cerebrales y anginas de pecho.

La presión arterial es el resultado del equilibrio entre las glándulas y órganos encargados de llevar la cantidad adecuada de hormonas y adrenalina a la circulación sanguínea para lograr una correcta estabilidad química. Intervienen también otros factores, por ejemplo, puede producirse una congestión por una concentración anormal de calcio en las paredes de las arterias que altera su elasticidad y requiere un esfuerzo suplementario del corazón.

Las personas que sufren de tensión arterial no deberían someterse a situaciones problemáticas; por el contrario, necesitan mucha tranquilidad de ánimo, ya que las tensiones emocionales contraen las paredes de los vasos sanguíneos. Así pues, estos pacientes deben aprender a mantenerse alejados de las preocupaciones excesivas. Para apartar las tensiones de su vida y rectificar la tendencia a la tensión alta, siga las recomendaciones que ofrecemos a continuación y tonifique todo el sistema glandular.

Actitud mental y emocional negativa característica

Tensión arterial elevada.

Eliminar:

Reprimir la irritación durante *largos periodos de tiempo.*

Tensión arterial baja.

Eliminar:

Derrotismo.
Nada sirve para nada.
Infelicidad.

Pensamiento positivo permanente de sustitución

Tensión arterial elevada.

Visualice el AZUL y repita:

Ha llegado la hora de que exprese toda mi *firmeza*
y mi *voluntad.*
Tensión arterial baja.

Visualice el ROJO y repita:

Me quiero como soy.
Mi forma de ser es la *adecuada.*

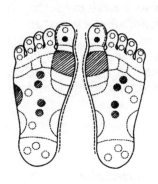

Zona de tratamiento

El tratamiento devolverá su tensión arterial a un nivel saludable. Para ello trabaje las zonas correspondientes al hígado, los riñones, el timo, la pituitaria, el tiroides, las suprarrenales y, muy especialmente, el sistema nervioso.

TENSIONES
COLOR CURATIVO: AZUL

Las *tensiones* suelen estar en la raíz de múltiples trastornos y enfermedades, pero en sí mismas constituyen un grave trastorno del equilibrio físico, emocional y mental e impiden la tranquilidad de ánimo y los sentimientos de satisfacción y alegría. Si es este su problema, tendrá que equilibrar todo su organismo practicando la Terapia Zonal Cromática que le proponemos.

Actitud mental y emocional negativa característica Eliminar:

Incapacidad para serenarse.
Imposibilidad de encontrar un tiempo para trabajar
y un tiempo *para el descanso.*
Carencia de autodisciplina.

Pensamiento positivo permanente de sustitución Visualice el AZUL *y repita:*

Puedo *tranquilizarme* al final del día
después de haber hecho lo posible en la medida
de mis fuerzas.
Mañana será otro día.

Zona de tratamiento

Comience por tratar la glándula tiroides y el sistema nervioso. Siga con la pituitaria, y luego con el timo, las suprarrenales, el bazo y el páncreas, hasta eliminar todas las zonas sensibles al dolor.

Presione los puntos del hígado, los riñones, los ovarios o la próstata. Es imprescindible que todas sus glándulas funcionen al cien por cien.

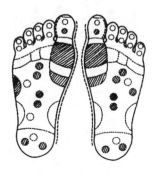

TRASTORNOS CARDIACOS
COLOR CURATIVO: VERDE

Sea cual sea el trastorno, lo importante es estimular la circulación sanguínea. Aplíquese un masaje en las piernas con un cepillo metálico suave, siempre de abajo arriba, a partir de los tobillos, dando también golpecitos suaves por toda la superficie.

Actitud mental y emocional negativa característica Eliminar:

Problemas amorosos y de relaciones.
Pobreza emocional.
Dolor por un amor perdido.

Pensamiento positivo permanente de sustitución Visualice el VERDE *y repita:*

La historia de amor más importante de mi vida
es la que tengo con el *hombre* o la *mujer*
que hay dentro de mí.
Acojo con todo mi ser esta relación.

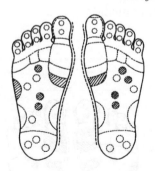

Zona de tratamiento

Estimule las zonas correspondientes a las principales glándulas y órganos de la parte alta del cuerpo, el timo, las glándulas suprarrenales, el páncreas, el hígado y los riñones. Aplique un masaje a la zona del corazón con el pulgar y el resto de los dedos o con el mango de un cepillo de dientes. Hágalo a diario.

TRASTORNOS DE LA ESPALDA
Color curativo: Azul añil

La espalda es una de las zonas más vulnerables porque el organismo tiene doscientos catorce huesos conectados, de un modo u otro, con ella, de forma que sus achaques afectan al sistema vagosimpático, los músculos, órganos, glándulas y, naturalmente, sistema nervioso central. Puesto que las toxinas se acumulan en las terminaciones nerviosas, donde bloquean las fuerzas electromagnéticas que nos aportan vitalidad, se necesita un tratamiento intenso y prolongado.

Actitud mental y emocional negativa característica

Dolores en la parte alta de la espalda y los hombros
(los hombros son la esquina donde se acumulan los problemas).

Eliminar:

Asumir demasiadas preocupaciones.
La vida como carga sobre las espaldas.
Aguantar demasiado.

Dolores en el centro de la espalda.

Eliminar:

Problemas emocionales, desencantos
en las *relaciones afectivas.*

Dolores en las parte baja de la espalda.

Eliminar:

Inseguridad, escasez de *dinero.*
La pobreza puede ser un estado de la mente
que se traduce en la espalda.
Vida mal *estructurada.*

Pensamiento positivo permanente de sustitución

Dolores en los hombros y la parte alta de la espalda.

Visualice el AZUL AÑIL y repita:

Creo que puedo liberarme de las cargas de la vida.
Prometo desarrollar el afecto y la alegría.

Dolores en el centro de la espalda.

Visualice el AZUL AÑIL y repita:

Me quiero incondicionalmente y estoy preparado
para recibir el AMOR de otras personas.

Dolores en la parte baja de la espalda.

Visualice el AZUL AÑIL y repita:

Viviré según mis propias normas.
No cargaré la vida sobre mis espaldas.

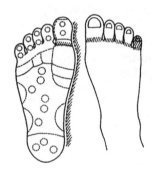

Zona de tratamiento

Comiéncese por los puntos inflamados en la base de la columna vertebral, que se extiende por el borde del pie. Trabaje toda la zona, de abajo arriba, hasta el dedo pulgar. Masajee toda la zona que se encuentra alrededor del pulgar y que se corresponde con la totalidad de la columna, hasta eliminar la hinchazón.

Para el cuello y los hombros, trabaje la zona alrededor de los dedos, donde se unen al pie, sin olvidar el pulgar. Los dedos pequeños corresponden a los hombros.

La zona del cuello se encuentra en la unión del pulgar con el pie. Si sufre de dolores en el cuello, presione con determinación toda esa parte.

La zona delantera del tobillo corresponde a la articulación de las caderas.

Las presiones deben hacerse con firmeza y actitud positiva. Presione con el pulgar y los restantes dedos, sin miedo y sin debilidad, ya que resulta imprescindible romper lo antes posible los bloqueos de las terminaciones nerviosas.

TRASTORNOS ESTOMACALES
COLOR CURATIVO: VERDE

Los problemas estomacales requieren una dieta rica en frutas y verduras. Beba dos litros de agua diarios y aplíquese el tratamiento durante veinte minutos al día.

Actitud mental y emocional negativa característica

Esta zona absorbe todas las cargas que impone la vida.

Eliminar:

Incapacidad de absorber los nutrientes *vitales*.
No saber *alimentarse* en todos los sentidos.

Pensamiento positivo permanente de sustitución
Visualice el VERDE *y repita:*

Acojo con placer todo lo *nuevo* y permito
que me nutran el *amor* y la *paz*.

Zona de tratamiento

Comience presionando el colon ascendente, descendente y sigmoideo. Trabaje luego el resto del aparato digestivo, el hígado, los riñones, el bazo, el estómago y el páncreas. Trate también el sistema nervioso. Con el mango de una cuchara presione toda la lengua a diario. Sentirá enseguida una mejora de la zona estomacal.

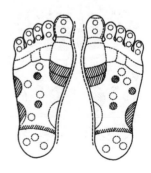

TRASTORNOS GENITALES
COLOR CURATIVO: ROJO

En este caso lo importante es estimular la circulación sanguínea. Beba al menos un litro de agua al día.

Actitud mental y emocional negativa característica
Eliminar:

La práctica del sexo sin amor.
Miedo a perder el encanto erótico.
Miedo a no gustar al sexo opuesto o a la *pareja*.
Chantaje sexual.

Pensamiento positivo permanente de sustitución
Visualice el ROJO y repita:

Aprendo a distinguir lo que no es amor.
Me entrego con gusto al exquisito placer de la *satisfacción sexual.*

Zona de tratamiento

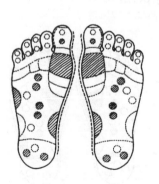

Hay que trabajar la zona de la próstata en los hombres y la de los ovarios en las mujeres, aplicando masajes en todo el área.

Trate también la vejiga, los riñones, el hígado, las suprarrenales, el timo, el sistema nervioso y las glándulas tiroides y pituitaria.

TRASTORNOS DEL HÍGADO
Color curativo: Verde

Los trastornos del hígado se deben a muchas causas, especialmente al abuso del alcohol. Los licores producen un grave deterioro. Si quiere gozar de buena salud, deje de beber por completo.

Actitud mental y emocional negativa característica

La dependencia del alcohol no es en realidad el problema inicial, pues como en todas las adicciones lo importante es saber por qué ha comenzado.

Eliminar:

El hígado es el depósito de la cólera, que absorbe todas las *experiencias* y carga *con su peso.* *Tendencia a decepcionarse de sí mismo.*

Pensamiento positivo permanente de sustitución *Visualice el* VERDE *y repita:*

Me siento preparado. Estoy convencido de que cualquiera que *sea mi camino* recibiré el *amor del mundo.*

Zona de tratamiento

Comience por los riñones, que deben funcionar al cien por cien para evitar procesos infecciosos. Pase luego a las zonas del hígado y la vesícula, las suprarrenales, el páncreas, el timo, el sistema nervioso, la pituitaria, el tiroides, los ovarios o la próstata y la vejiga. Trabaje con energía en todas las áreas hasta eliminar las partes dolorosas.

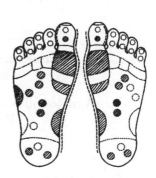

TRASTORNOS NERVIOSOS
COLOR CURATIVO: AMARILLO

Los trastornos nerviosos presentan una gran variación e incluyen las fobias. Lo común a todos ellos es la ausencia de tranquilidad mental, alegría y felicidad. Aunque no es fácil superarlos, puede conseguirse con grandes dosis de determinación y cuidado personal. Lo primero es ejercitar la respiración. Túmbese completamente tranquilo y relajado, con las dos manos sobre su estómago, de modo que se toquen las puntas de los dedos, respire y mantenga cuatro segundos el aire antes de expulsarlo. Hágalo frecuentemente durante una semana. Luego añada un segundo más cada semana, hasta llegar a diez, siempre a través de la nariz.

Mientras practique la respiración, piense en el color amarillo. Pronto se sentirá mucho más tranquilo y relajado.

Los trastornos nerviosos requieren mucha fuerza de voluntad y auténticos deseos de superarlos. Deberá tomarse muy en serio la recuperación, porque el alivio de esta enfermedad necesita acumulación de energía.

Actitud mental y emocional negativa característica
Eliminar:

Los nervios son como el intercambio telefónico,
hay unos comunicadores y unos receptores,
por eso, los trastornos suponen un bloqueo
de la centralita.
miedo a comunicarse.

Pensamiento positivo permanente de sustitución
Visualice el AMARILLO y repita:

Amo los hilos que me conectan con el amor del mundo.
Busco enviar *mensajes claros.*

Zona de tratamiento

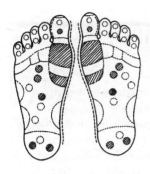

Los trastornos nerviosos mejoran aplicando presión en las zonas correspondientes a las glándulas tiroides y pituitaria. Trabaje el sistema nervioso, las suprarrenales, el timo, el páncreas, la próstata o los ovarios, hasta eliminar todas las partes sensibles al dolor.

TRASTORNOS DEL OÍDO:
COLOR CURATIVO: AMARILLO

La Terapia Zonal Cromática suele aliviar los trastornos auditivos y ayuda a recuperar el oído (*véase* también Zumbidos, pág. 189).

Puede complementarse el tratamiento aplicando presión en la mandíbula, debajo de la muela del juicio, lo que resulta muy beneficioso para los oídos. Aplique unos cuantos minutos de presión en la mandíbula de arriba con el pulgar o introduzca un trozo de pañuelo o un poco de algodón debajo de la muela del juicio y muerda con fuerza unos dos minutos.

Con el pulgar y el índice masajee las zonas sensibles de los lóbulos y la totalidad de la oreja, por delante y por detrás.

Actitud mental y emocional negativa característica Eliminar:

Me irrita lo que oigo y todo lo que me rodea.
No quiero oír las verdades molestas.
Liberarse de la testarudez.

Pensamiento positivo permanente de sustitución Visualice el AMARILLO *y repita:*

Tengo habilidad para encontrar el equilibrio
e incluir en él solo lo que *quiero oír.*

Zona de tratamiento

Trabaje las yemas de los dedos tercero, cuarto y meñique, todos ellos relacionados con los oídos, así como las zonas de los ojos y los senos nasales. Presione el hígado, los riñones, el páncreas, la pituitaria, el tiroides, el bazo, la válvula ileocecal, el colon en todas sus partes y la próstata o los ovarios.

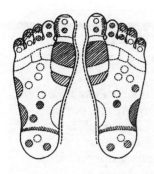

Con el mango de una cuchara grande presionar la lengua, prestando una atención especial al lado correspondiente a la sordera.

TRASTORNOS DE LA PIEL
COLOR CURATIVO: AMARILLO

La mayoría de la enfermedades de la piel se deben a causas muy profundas que tienen su origen en alergias del organismo, por ejemplo, a ciertos alimentos, bebidas, trastornos emocionales, o a la atmósfera que respiramos, por eso se aconseja consultar también los tratamientos correspondientes a las alergias y los problemas emocionales. La piel responde al tratamiento de las glándulas, especialmente de las suprarrenales, el tiroides y la pituitaria. Es importante tratar el hígado y su órgano asociado: la vesícula, así como los riñones.

Actitud mental y emocional negativa característica
Eliminar:

Falta de carácter.
Constantes estallidos de genio.
irritación.
Problemas sin resolver con los parientes.
Falta de un *amor* consistente e incondicional.

Pensamiento positivo permanente de sustitución.
Visualice el AMARILLO *y repita:*

Acepto al niño que llevo dentro.
Me atrevo a expresar mis sentimientos sin temor.
Me siento centrado.
Escojo lo mejor de las cosas.

Zona de tratamiento

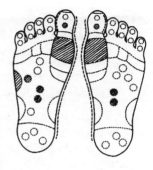

Trate las áreas correspondientes a las glándulas tiroides, suprarrenales y pituitaria. Insista en las zonas más sensibles al dolor, porque serán indicativas del mal funcionamiento de las glándulas. Trate también las partes relacionadas con el hígado, la vesícula y los riñones para asegurarse la purificación del organismo.

TRASTORNOS DE LA PRÓSTATA

Color curativo:

PARA AUMENTAR EL FLUJO DE ORINA: Amarillo

PARA DISMINUIR EL FLUJO DE ORINA: Azul añil

Este trastorno afecta a los hombres a partir de los cincuenta años, y se presenta en la forma de ganas de orinar cada diez minutos o en la imposibilidad de hacerlo, a causa de una inflamación de la glándula que afecta a la vegija.

El tratamiento con la Terapia Zonal Cromática es muy fácil y produce una evidente mejoría. Sígalo con firmeza y constancia y comprobará sus asombrosos resultados.

Actitud mental y emocional negativa característica Eliminar:

Miedo a la *masculinidad.*
Sentimiento de inferioridad.
Miedo a envejecer y al futuro.

Pensamiento positivo permanente de sustitución. Visualice el AMARILLO *o el* AZUL AÑIL *y repita:*

Soy joven y estoy satisfecho.
Acepto los *ritmos de la vida.*
Acepto mi vida en armonía *conmigo mismo*
y con todo lo que *me rodea.*
Permito que la *luz* entre en mi *ser.*

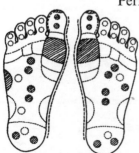

Zona de tratamiento

Estimule las zonas marcadas para la próstata, y haga lo mismo con las correspondientes a la vejiga y los riñones.

TRASTORNOS PULMONARES
COLOR CURATIVO: AZUL AÑIL

Si sufre de trastornos pulmonares o bronquiales y fuma, déjelo inmediatamente. Intente respirar siempre por la nariz, nunca por la boca, llevando el aire hasta lo más profundo del abdomen. Hágalo a diario. Visualice el azul añil durante los ejercicios respiratorios hasta que forme parte de su vida cotidiana.

Actitud mental y emocional negativa característica
Eliminar:

No saber que la vida es un «dar y tomar».
Miedo a no gustar y ser abandonado.
Incapaz de aceptar lo que *no puede cambiarse.*

Pensamiento positivo permanente de sustitución
Visualice el AZUL AÑIL y repita:

Puedo *ampliar mi horizonte y desplegar las alas.*

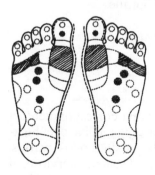

Zona de tratamiento

Comience por la zona correspondiente a los pulmones y el tórax, con delicadeza, hasta eliminar las zonas dolorosas. Continúe luego con el sistema nervioso, el timo, las suprarrenales, el tiroides y la pituitaria. Trabaje con voluntad y determinación, comprometido con la obtención de resultados.

TRASTORNOS RENALES
COLOR CURATIVO: NARANJA

En este caso se consultará siempre al médico, pero mientras puede aplicarse la Terapia Zonal Cromática para ganar tiempo.

Actitud mental y emocional negativa característica

Trate de indagar qué le produce miedo, porque los riñones reaccionan ante ese sentimiento. Las suprarrenales se encuentran encima de los riñones, siempre preparadas para reaccionar ante las crisis.

Eliminar:

Incapacidad para afrontar los desengaños
y *fracasos de la vida.*

Pensamiento positivo permanente de sustitución
Visualice el NARANJA *y repita:*

No tengo miedo a equivocarme, porque
aprendo de mis errores.
*Mis equivocaciones son en realidad
mis grandes oportunidades.*

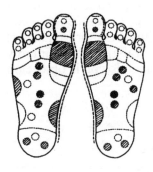

Zona de tratamiento

Presione primero la zona correspondiente a los riñones, así como la vejiga, el bazo, el hígado, las suprarrenales, la próstata o los ovarios. Incluya también el timo, el sistema nervioso, el tiroides y la pituitaria para recuperar el equilibrio del organismo y devolver a los riñones su normal funcionamiento.

TUBERCULOSIS
Color curativo: Azul añil

Durante la década de los noventa, la tuberculosis ha vuelto a brotar con nuevas fuerzas, pese a que era una enfermedad prácticamente controlada desde los años cincuenta.

Actitud mental y emocional negativa característica
Eiminar:

Temores.
Sentimientos victimistas.
Pensamientos negativos que restan energía vital.
No creer en que la vida es dar y *tomar*.

Pensamiento positivo permanente de sustitición
Visualice el azul añil y repita:

Creo que la paz y la armonía también
son posibles para mí.
Soy capaz de vivir a diario con *entusiasmo*
y alegría.

Zona de tratamiento

Aplique un masaje a los pulmones y la zona torácica, prestando también atención al hígado y los riñones. Pase luego a las glándulas tiroides y pituitaria, el páncreas, las suprarrenales, el bazo, los ovarios o la próstata.

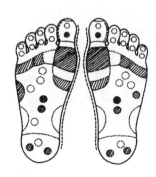

ÚLCERA DE ESTÓMAGO
COLOR CURATIVO: VERDE

Consulte siempre con su médico y aplique también la Terapia Zonal Cromática.

Actitud mental y emocional negativa característica
Eiminar:

Desconocimiento de muchas facetas de la vida.
Frustración.
Creencia en que nos quieren por lo que
hacemos, no por lo que somos.
Exceso de irritación.

Pensamiento positivo permanente de sustitución
Visualice el VERDE *y repita:*

La vida es una fresca pradera verde.
El universo sabe que estoy en mi lugar.
Soy capaz de relajarme y descansar.

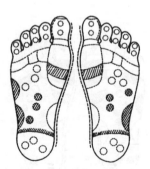

Zona de tratamiento

Trate la zona del estómago, los riñones, el hígado, las glándulas suprarrenales, el bazo y la válvula ileocecal, así como el colon ascendente, descendente y sigmoide.

VENAS VARICOSAS
COLOR CURATIVO: AZUL AÑIL

Una de las principales causantes de las varices es que un fallo del hígado a la hora de procesar la sangre puede ocasionar coágulos. Cuando aparecen las varices, puede mejorar mucho con nuestra terapia, aunque se aconseja siempre la visita al médico.

Actitud mental y emocional negativa caracerística
Eliminar:

Estancamiento.
Conservar durante mucho tiempo una situación
que le *disgusta.*

Pensamiento positivo permanente de sustitución
Visualice el AZUL AÑIL *y repita:*

Me muevo con facilidad por el *mundo*
y dentro de mi *corazón.*

Zona de tratamiento

Comience tratando el hígado, hasta eliminar las zonas dolorosas de esa área. Pase luego a los riñones y el bazo, tratando esos puntos con energía.

Después, tonifique las glándulas suprarrenales, el páncreas, el tiroide y la pituitaria. Si no puede hacerlo con los dedos, emplee el mango de una cuchara.

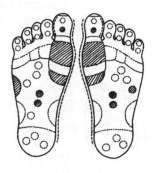

VÉRTIGO
COLOR CURATIVO: AZUL AÑIL

Si sufre de vértigo, es posible que tenga algún problema en el oído medio y deberá consultar a un especialista. El estado de los senos nasales puede estar también relacionado con este trastorno.

Actitud mental y emocional negativa característica Eliminar:

Ausencia de compromiso.
Incapaz para vivir por uno mismo.
La gente no me acepta.
Miedo a caer enfermo y no poder cuidarse.

Pensamiento positivo permanente de sustitución Visualice el AZUL AÑIL *y repita:*

Soy una persona singular.
Soy capaz de atender a mis necesidades
y deseos con determinación y sin angustiarme.
Acepto y merezco todo lo bueno que pueda
darme la *vida*.

Zona de tratamiento

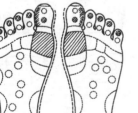

Trate enérgicamente las zonas de los oídos y senos nasales, así como las glándulas tiroides y pituitaria. Compruebe si las zonas de los restantes órganos y glándulas son dolorosas, es decir, si indican alguna congestión que contribuya a producirle este trastorno; en ese caso añádalas a su tratamiento diario.

VESÍCULA
Color curativo: Amarillo

La zona correspondiente a la vesícula es una de las partes más importantes del organismo; a veces se le ha llamado el «depósito del poder» porque se relaciona con nuestra forma de satisfacer las necesidades personales. Los hombres y las mujeres que no se atreven a desarrollar su personalidad suelen sufrir trastornos vesiculares o acumulación de piedras. Es posible que una gran falta de reconocimiento durante su infancia los conduzca a la apatía y a no participar con alegría en la vida, lo que se traduce muy a menudo en una enfermedad en la zona biliar y, a veces, a la posterior extirpación de la vesícula, que también está relacionada con el depósito de la cólera: el hígado. La constante ignorancia del «Yo» afecta al cuerpo físico en forma de la bilis.

Beba dos litros de agua diarios para purificar el organismo. Coma mucha fruta y verdura fresca. No consuma alimentos grasientos, especialmente mantequilla, nata, alcohol y yema de huevo.

Actitud mental y emocional negativa característica
Eliminar:

Entregarse a pensamientos y actos amargos.
Condena de uno mismo.

Pensamiento positivo permanente de sustitución
Visualice el AMARILLO *y repita:*

Solo tomo el néctar de los dioses.
La vida está llena de momentos dulces.

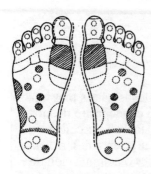

Zona de tratamiento

Trabaje toda la zona correspondiente al «depósito del poder»: vesícula, hígado, riñones y bazo. Presione el tiroides, las suprarrenales, el timo y la próstata.

Trabaje también el colon sigmoideo, ascedente y descendente.

ZUMBIDOS
COLOR CURATIVO: AMARILLO

Los *zumbidos* suponen la existencia de continuos ruidos y pitidos en los oídos, que producen trastornos en todo el organismo e indican un deterioro del oído medio.

Actitud mental y emocional negativa característica
Eliminar:

Testarudez.
Disposición a no oír.
Preferir *nuestros sonidos* a los de la *vida.*

Pensamiento positivo permanente de sustitución.
Visualice el AMARILLO *y repita:*

Me permito oír todos los *sonidos del universo.*
Recibo con confianza las claves
armoniosas de la vida.

Zona de tratamiento

Trate las yemas de los dedos, especialmente el tercero y el cuarto, que se relacionan con los oídos, hasta eliminar todas las partes dolorosas. Pase luego a todo el sistema glandular.

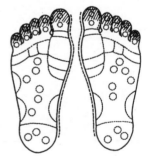

5. *Otras explicaciones*

EL MÉTODO de tres puntos de la Terapia Zonal Cromática puede aplicarse con toda eficacia a otros aspectos de la vida, tanto para los niños como para las personas mayores, así como en los casos de los trastornos emocionales que causan las relaciones afectivas de la vida cotidiana.

TRATAMIENTO PARA LOS NIÑOS

Los niños responden extremadamente bien a la Terapia Zonal Cromática, que se les puede aplicar a partir de los seis meses. Recuerde que esta terapia facilita el buen funcionamiento de las glándulas y órganos responsables de nuestra salud, porque elimina las toxinas, las sustancias venenosas, aditivos y colorantes que destruyen las defensas orgánicas cuando se ingieren a diario.

Por otro lado, los niños aprenden enseguida a aplicarse estos tratamientos e incluso a aplicárselo a otras personas.

Cuando comience a tratar a su hijo, frótele con mucha suavidad los pies y aprenda a tratar con cuidado sus terminaciones nerviosas. De este modo, el niño recibirá con gusto el tratamiento y no lo rechazará. Nunca lamentará haber introducido a su hijo en esta práctica.

Con relación al color, los niños son capaces de imaginarlo de forma espontánea y natural. Si su hijo está enfermo, anímelo a escoger un color de sus lápices y pinturas; comprobará que elige el más adecuado a su salud. En Estados Unidos se ha desarrollado con gran éxito en los últimos años la investigación de los colores para el tratamiento de las enfermedades infantiles, y se ha descubierto, por ejemplo, la utilidad de someter al recién nacido a un baño de luz azul para prevenir la ictericia. El tratamiento ha encontrado un gran eco popular por su facilidad.

Desde su nacimiento hasta los dieciséis años, los niños necesitan exponerse a una luz roja pura, que facilita el crecimiento. La fiebre desciende iluminando la habitación con luz azul. Los niños de menos de diez años no deben exponerse nunca a la luz morada, que se aplicará con cuidado incluso a los de más edad.

El color se introducirá poco a poco en la vida del niño, en la dieta, el vestido, la atmósfera y la luz. Para ello no se requieren especiales conocimientos cromáticos. Por ejemplo, si su hijo está a punto de pasar un examen difícil, puede ayudarle con el color amarillo. Cuando los niños pasan mucho tiempo sentados y estudiando, tienden a sufrir de estreñimiento y otros trastornos, utilice el amarillo en las comidas, la decoración y el agua soleada para estimular la mente y la circulación sanguínea. (Para obtener el agua soleada, envuelva un vaso de agua en un celofán amarillo. Deje el vaso en la ventana, al sol, de cuatro a seis horas; bébalo lentamente y nunca después de las seis de la tarde.)

A continuación ofrecemos un tratamiento de tres pasos para los niños de todas las edades.

TRATAMIENTO PARA LOS NIÑOS
DE TODAS LAS EDADES

Color curativo (ambos sexos a partir de los siete años) ROSA
Color curativo (niñas de más de siete años) ROSA
Color curativo (niños de más de siete años) AZUL

Tome el pie del niño y aplique un masaje suave. Pídale que piense en el color rosa, que pinte de rosa un papel o envuélvalo en una toalla o una mantita del mismo color. Mientras continúa aplicando los masajes en ambos pies, puede animarle a cantar una canción infantil.

TRATAMIENTO PARA LAS PERSONAS DE EDAD

Cuando comenzamos a envejecer, conviene que nos mantengamos activos, para prevenir la apatía y conservar la salud y la vitalidad.

Como en el caso de los niños hasta los dieciséis años, el rojo será el color indicado para conservar la salud. El rojo es el rayo de la vida que nos comunica energía y vigor y que contribuye a mantener viva la chispa que llevamos dentro.

El rojo produce una calidez muy agradable para las personas mayores, que, por lo general, tienden a ser frioleras, como lo demuestra el hecho de que muchas de las mantas que usaban nuestros abuelos tuvieran ese color.

En la edad avanzada, como en el caso de los jóvenes estudiantes que pasan demasiado tiempo sentados ante su mesa de estudio, se producen problemas para eliminar las toxinas del organismo, que pueden mejorar con la exposición al amarillo. Con relación a la pérdida de vista, mejora con el morado. Aplíquense ambos colores para el tratamiento general.

A continuación ofrecemos un tratamiento en tres pasos para conservar la actividad del cuerpo y la alegría de espíritu.

REJUVENECIMIENTO

Color curativo NARANJA

Actitud mental y emocional negativa característica a eliminar:

Miedo a ENVEJECER.
Miedo a enfermar y a la merma de la capacidad para cuidar
de sí MISMO.

Pensamiento positivo permanente de sustitución.
Repita:

Me siento bien en cualquier situación.
Todas las edades tienen posibilidades infinitas.
Mi EDAD es la que tiene que ser.
DISFRUTO de todos los momentos de mi vida.

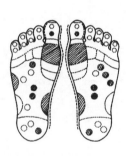

Zona de tratamiento

Los hombres y las mujeres mayores de cincuenta años encontrarán grandes beneficios con la aplicación cotidiana de la Terapia Zonal Cromática, ya que los órganos y glándulas disminuyen su actitividad con los años.

Comience siempre por la glándula pituitaria y pase luego al tiroides. Después, trate las suprarrenales y el timo para estimular sus funciones. Compruebe el estado de las zonas correspondientes al hígado, los riñones, el corazón y el bazo, y trabaje las zonas dolorosas. Los hombres deberán tratar la parte correspondiente a la próstata, y las mujeres, los puntos de los ovarios.

Si trata estas zonas con una frecuencia cotidiana, experimentará enseguida una mejoría y se sentirá más joven.

RELACIONES AFECTIVAS

Esta terapia en tres pasos le ayudará en las circunstancias traumáticas derivadas de la pérdida de un amor, de un divorcio o de cualquier otra ruptura de las relaciones afectivas que puede producirse a lo largo de una vida.

PÉRDIDA

Color curativo NARANJA

Actitud mental y emocional negativa característica a eliminar:

Miedo a la SOLEDAD.

Pensamiento positivo permanente de sustitución Repita:

Me encuentro preparado para aceptar las cosas que no puedo CAMBIAR.
Me ajusto a las leyes de la VOLUNTAD DIVINA.

Zona de tratamiento

En primer lugar, trate las glándulas tiroides y paratiroides. Pase a continuación a la pituitaria, en el dedo pulgar, al sistema nervioso, el timo y las suprarrenales. Repítalo cinco minutos en cada pie, dos veces al día, hasta que desaparezca el malestar.

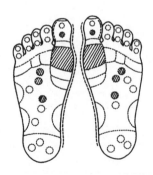

Hasta aquí hemos proporcionado al lector los primeros rudimentos para tratarse adecuadamente y encontrarse a sí mismo. La práctica constante y confiada de la Terapia Zonal Cromática le abrirá un nuevo universo.

**Para obtener toda la información que el lector
o interesado en la materia de este libro, le proporcionamos
los siguientes datos:**

The International Association of Colour (IAC)*

The Colour Bonds Association
Lilian Verner Bonds PMIACT
Tel. + Fax: 0208 3493299
lilianvernerbonds@yahoo.com
77 Holders Hill Drive
Hendon, London NW4 1NN
England, UK

Lilian Verner Bonds es la presidenta de la Asociación Internacional
del Color (The International Association of Colour), en cuya página
encontrará todo tipo de vínculos y páginas especializadas para los temas
que desee conocer.

DATOS DE INTERÉS

ASOCIACIÓN ESPAÑOLA DE AROMATERAPIA Y CROMOTERAPIA (AECA)

C/. AMOS DE ESCALANTE, 4 - Blq. 8 - 1.º 3
28017 MADRID

ADEMÁS, PUEDEN CONSULTAR

http://www.saludterapia.com

http://www.psicostasia.com/cromoter.html

http://www.magister.com

http://www.apsicologiaholistica.com

OTROS TÍTULOS DE LA COLECCIÓN

Cristales de sanación
Nina Llinares

Meditar con mandalas
Michal Beaucaire

Manual completo de gemoterapia
Michael Gienger

Sanación con mandalas
Ahimsalara Ribera

Reiki, manual de terapeuta profesional
Johnny de' Carli